Selbstbehandlung häufiger Krankheiten

Li Hesheng

Verlag für fremdsprachige Literatur Beijing

Erste Auflage 1998

Übersetzung: Yan Junxu
Deutsch bearbeitet von Atze Schmidt
Redaktion der deutschen Ausgabe: Li Xuelian

ISBN 7-119-02063-3

Baiwanzhuang-Straße 24, 100037 Beijing, VR China
Vertrieb: Chinesische Internationale Buchhandelsgesellschaft
Postfach 399, 100044, Beijing, VR China
Druck und Verlag in der Volksrepublik China

Anmerkung des Herausgebers

Von den Behandlungsmethoden, die in diesem Buch beschrieben sind, können manche für mehrere Krankheiten angewandt werden. Sie wurden in die Gruppe für die Hauptbehandlung von Krankheiten eingereiht. Einige andere Methoden betreffen nicht nur die Behandlung der eigentlichen Krankheiten, sondern auch ihrer Ursachen und verschiedener Komplikationen, was im Einzelnen dem Inhaltsverzeichnis zu entnehmen ist. Mehrere Selbstbehandlungsmethoden, die uns besonders wichtig erschienen, wurden im Text extra ausführlich erklärt.

Die Ausgangspositionen

Bevor man eine Übung macht, muß man sich über die Ausgangsposition klar sein. Es gibt folgende Ausgangspositionen:

Stehende Haltung 1: Stillstehen, Beine zusammen, die Arme entspannt hängen lassen. Die Handflächen ruhen an den Seiten der Oberschenkel, wobei die Spitzen der Mittelfinger die Akupunkturpunkte Fengshi an der Außenseite der Oberschenkel berühren. Die Punkte befinden sich dort, wo die Mittelfingerspitzen zu liegen kommen, wenn man aufrecht steht und die Hände hängen läßt. Den Kopf aufrecht halten, die Zungenspitze berührt den Gaumen. Das Körpergewicht ruht gleichmäßig auf beiden Beinen. Man vertreibt alle störenden Gedanken und gibt sich einem ruhigen und entspannten Gefühl hin (Abb. 1).

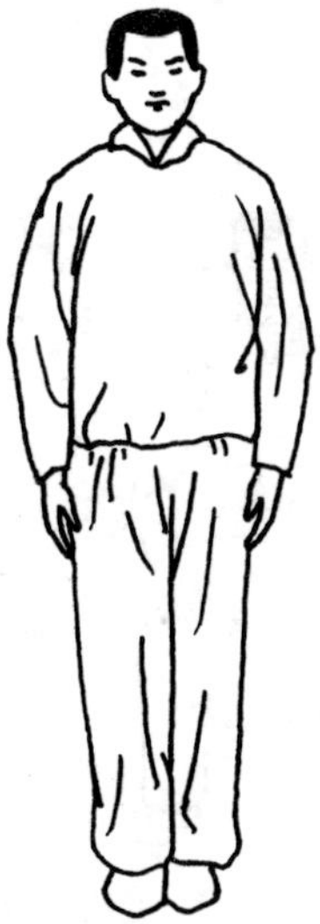

Abb. 1

Stehende Haltung 2: Die Füße stehen parallel zueinander und in Schulterbreite voneinander entfernt, die Arme entspannt hängen lassen. Die Handflächen ruhen an den Seiten der Oberschenkel, wobei die Spitzen der Mittelfinger die Akupunkturpunkte Fengshi an der Außenseite der Oberschenkel berühren. Den Kopf aufrecht halten, die Zungenspitze berührt den Gaumen, das Körpergewicht gleichmäßig auf beiden Beinen ruhen. Man vertreibt alle störenden Gedanken und gibt sich einem ruhigen und entspannten Gefühl hin (Abb. 2).

Stehende Haltung 3: Die Füße sind etwas weiter als Schulterbreite voneinander entfernt. Die Fußspitzen sind leicht nach innen gedreht, die Arme hängen natürlich herab und die beiden Handflächen liegen an den Außenseiten der Oberschenkel. Die Knie etwas beugen, wobei sie nicht über die Fußspitzen hinausragen sollen. Den Kopf aufrecht halten, die Zungenspitze berührt den Gaumen. Das Körpergewicht ruht gleichmäßig auf beiden Beinen (Abb. 3).

Sitzhaltung: Aufrecht auf einem Hocker sitzen, die Füße sind in Schulterbreite voneinander entfernt und stehen parallel zueinander, Ober- und Unterschenkel bilden einen rechten Winkel. Den Körper aufrecht und entspannt halten, das Kinn leicht zurückziehen (Abb. 4).

Ferner gibt es noch Ausgangspositionen im Knien und Hocken sowie auf dem Rücken bzw. auf dem Bauch liegend.

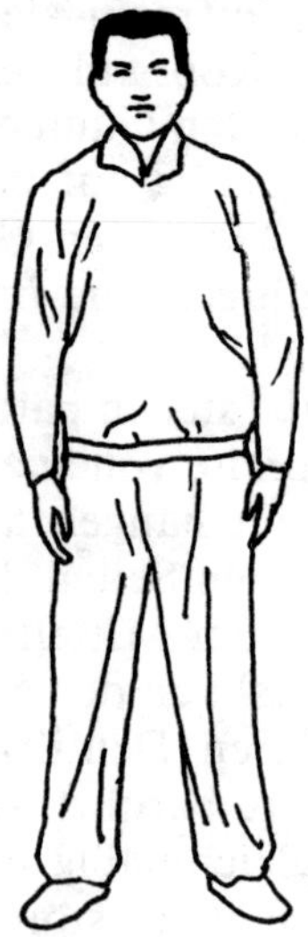

Abb. 2

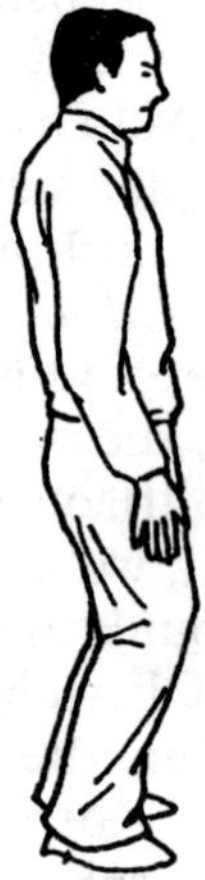

Abb. 3

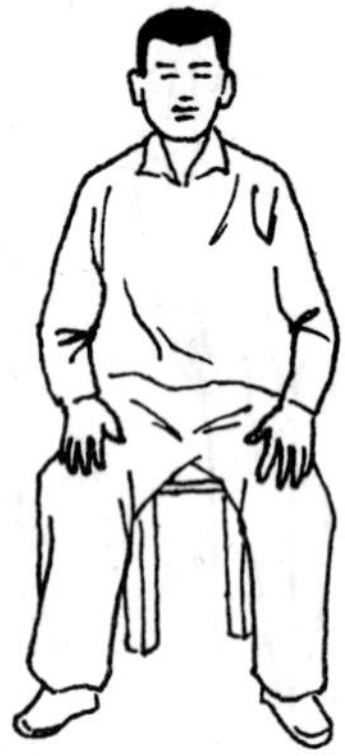

Abb. 4

Maßeinheit zur Feststellung der Akupunkturpunkte

Bildet man mit Daumen und Mittelfinger einen Kreis, dann entspricht die Länge zwischen den beiden Falten des mittleren Gelenks des Mittelfingers einem *Cun* (Abb. 5). Ein Zehntel *Cun* ist ein *Fen*.

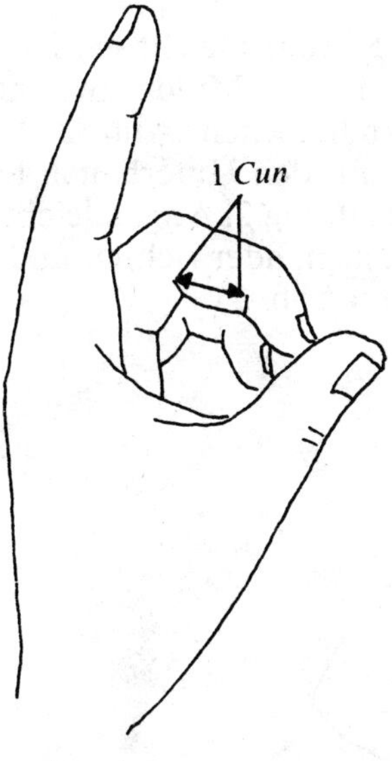

Abb. 5

Kapitel I Das Herz- und Gehirnblutgefäßsystem

1. Zur Gesunderhaltung des Gehirns und zur Entwicklung der Intelligenz

Indikationen: Gehirnblutgefäßsklerose und Stärkung des Gedächtnisses.

Diese Übung kann man sowohl im Sitzen als auch im Stehen machen.

(1) Sitzhaltung. Augen leicht schließen, die Akupunkturpunkte Hegu (jeweils in der Mulde zwischen dem ersten und dem zweiten Mittelhandknochen, Abb. 219) zueinander richten und die Handflächen auf den Unterbauch legen (Abb. 6).

(2) Stehende Haltung 2. Augen leicht schließen, die Akupunkturpunkte Hegu zueinander richten und die Handflächen auf den Unterbauch legen (Abb. 7).

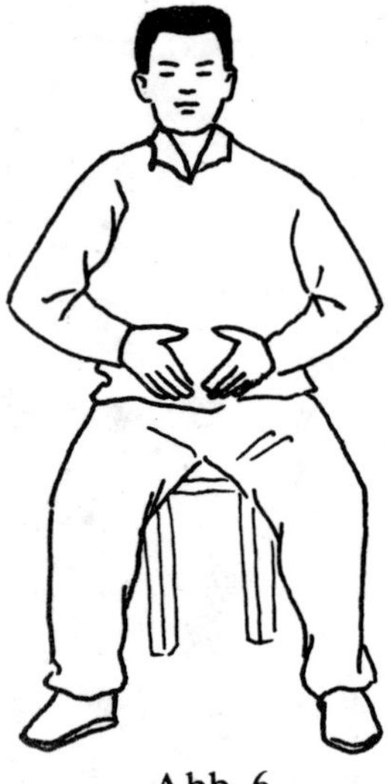

Abb. 6

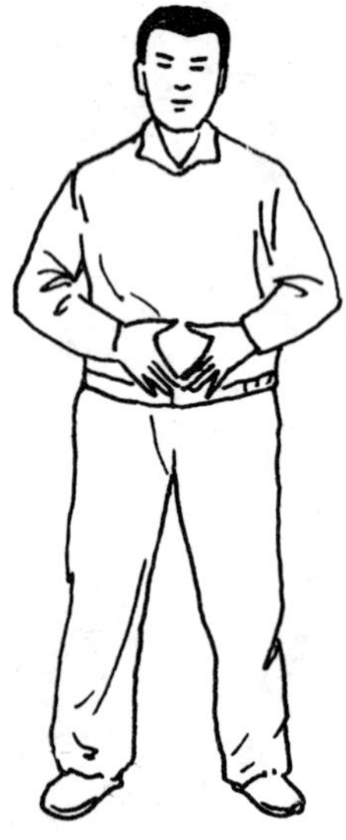

Abb. 7

Beim Einatmen die Gedanken auf den Baihui (in der Mitte des Scheitels gelegen) konzentrieren und beim Ausatmen auf die Punkte Fengchi (unterhalb des Okzipitalknochens am Nacken, jeweils in der Mulde zwischen dem Musculus sternocleidomastoideus und dem oberen Teil des Kappenmuskels, Abb. 10 und 11). Dabei gelten eine Ein- und eine Ausatmung als eine Bewegung, und es werden insgesamt 108 Bewegungen gemacht. Die Hände an die Kopfseiten heben (Abb. 8 und 9). Mit den Händen (die Handrücken nach oben gerichtet) Kreisbewegungen an beiden Seiten des Scheitels machen, zunächst 108mal im Uhrzeigersinn und dann 108mal in umgekehrter Richtung. Zum Schluß die Hände entspannt an beide Seiten der Oberschenkel fallen lassen.

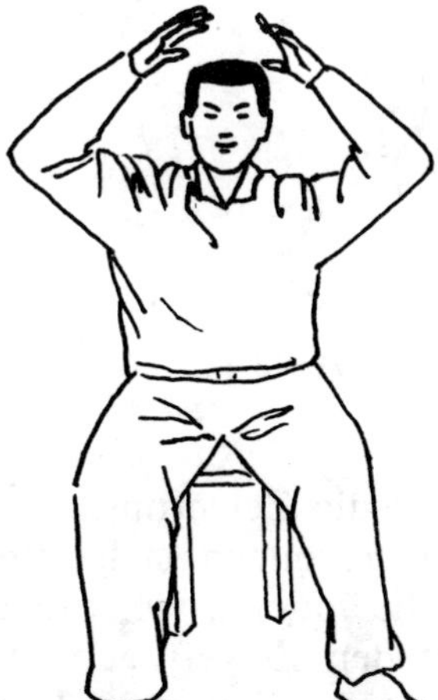

Abb. 8

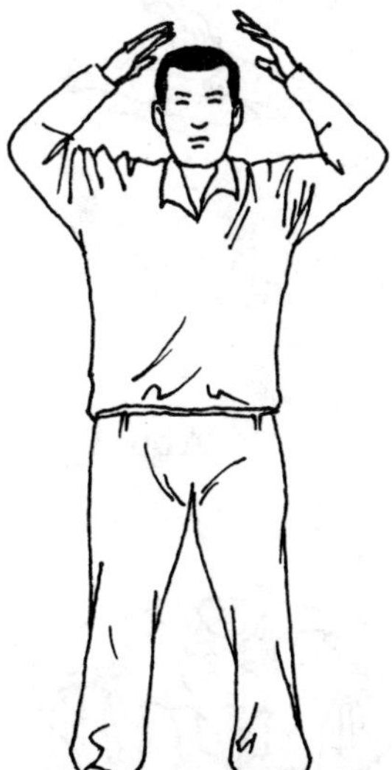

Abb. 9

2. Die zwei Fengchi drücken

Indikationen: Kopfschmerzen, Schwindel, Migräne.

Stehende Haltung 2. Den Körper entspannen. Mit dem linken Daumen wird der linke Fengchi (dieser Akupunkturpunkt liegt im Nacken, unterhalb des Okzipitalknochens in der Mulde zwischen dem Musculus sternocleidomastoideus und dem oberen Teil des Kappenmuskels) ein bis zwei Minuten von unten nach oben rechts gedrückt, wobei man die Augen leicht schließt (Abb. 10). Dann mit dem rechten Daumen den rechten Fengchi ein bis zwei Minuten von unten nach oben links drücken (Abb. 11).

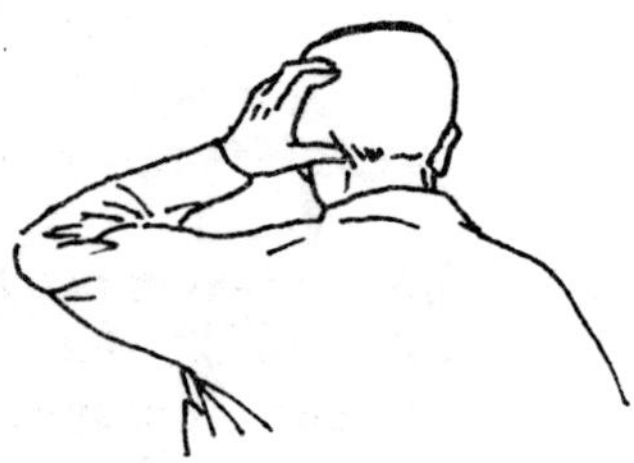

Abb. 10

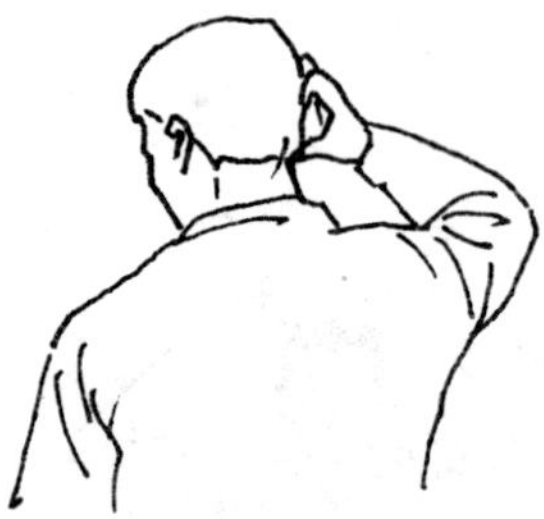

Abb. 11

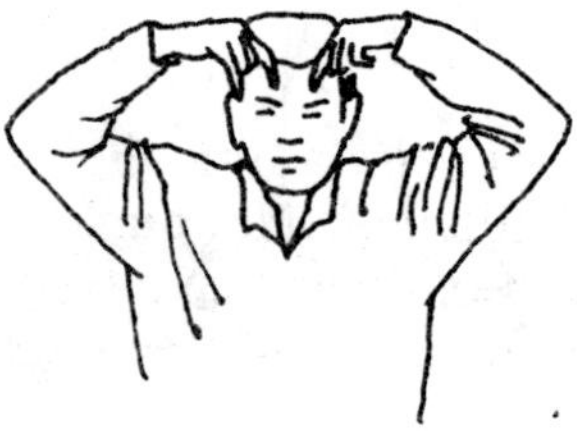

Abb. 12

Anschließend die Zeigefinger ausstrecken, die Fingerspitzen nach unten gerichtet, und die anderen vier Finger krümmen. Mit den Zeigefingern die Stirn nach den beiden Seiten des Kopfes bis zu den Akupunkturpunkten Taiyang (in der Mulde etwa ein *Cun* neben dem äußeren Augenbrauenende und dem äußeren Augenwinkel, Abb. 13) massieren und die beiden Punkte

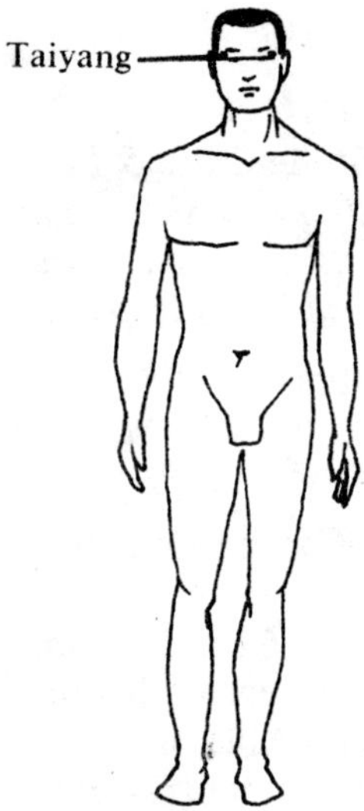

Abb. 13

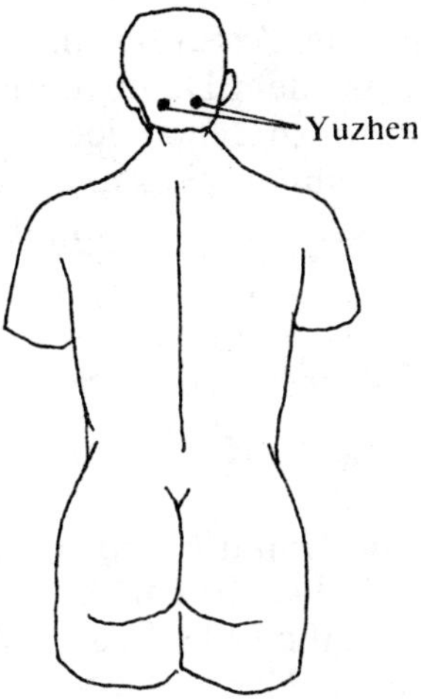

Abb. 14

Taiyang jeweils sechsmal im Uhrzeigersinn und in der Gegenrichtung kneten. Die ganze Übung sechsmal durchführen (Abb. 12).

3. Sich auf die zwei Taiyang konzentrieren

Indikationen: Kopfschmerzen, Migräne, Schwindel.

Stehende Haltung 2. Den Körper entspannen und die Gedanken auf die beiden Taiyang (in der Mulde etwa ein *Cun* neben dem äußeren Augenbrauenende und dem äußeren Augenwinkel, Abb. 13) konzentrieren. Dadurch wird die Zirkulation des *Qi** und des Blutes im Gehirn angeregt (Abb. 13).

4. Sich auf die zwei Yuzhen konzentrieren

Indikation: Hinterkopfschmerzen.

Stehende Haltung 2. Den Körper entspannen und die Gedanken auf die beiden am Hinterkopf befindlichen Akupunkturpunkte Yuzhen konzentrieren, was die Absonderung der Hypophysis des Thalamus verstärkt. Die Übung jeden Morgen und Abend 20 Minuten machen (Abb. 14).

---

*Qi: Lebensenergie, die in Meridianen durch den Körper fließt.

5. Drücken und Moxibustieren der Zehen

Indikationen: Hirnblutung, Alpdrücken.

In sitzender Haltung mit dem Daumen die Stellen, die 5 *Fen* unterhalb der Nägel der großen Zehen liegen, drücken (Abb. 15). Man drückt solange, bis man ein ziehendes oder anschwellendes, Gefühl hat. Dann räuchert man sie mit der Moxarolle zehn Minuten lang.

6. Den Herzschlag beruhigen

Indikationen: Rheumatische Herzkrankheit, Koronarsklerose, Tachykardie und Arhythmie.

Man sitzt und reibt die Handflächen insgesamt 64mal (Abb. 16). Dann die linke Hand etwa 10 cm vor den Unterbauch und die rechte Hand 10 cm vor die linke Brust halten (Abb. 17) und dabei daran denken, daß das Herz rot ist. Diese Konzentrationsübung soll man ca. zehn Minuten lang machen.

7. Stehen und die Feuchtigkeit vertreiben

Indikationen: Rheumatische Herzkrankheit und rheumatische

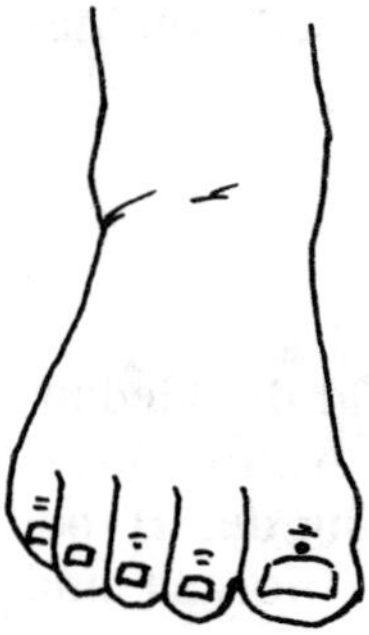

Abb. 15

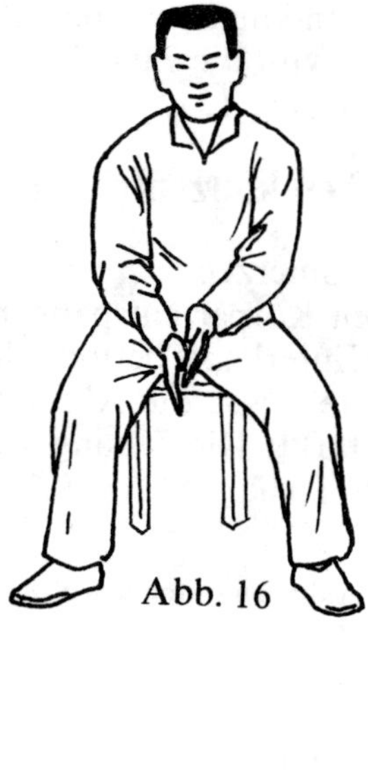

Abb. 16

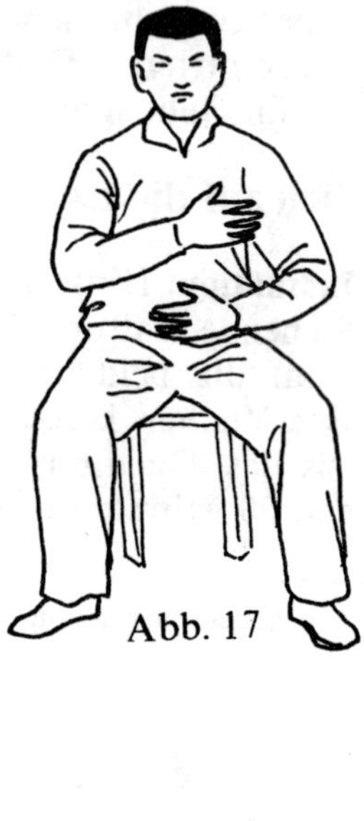

Abb. 17

Gelenkentzündung.

Stehende Haltung 2. Den Körper entspannen und die Arme seitlich strecken und bis zu einem Winkel von 90° anheben. Die Handflächen nach vorn richten, die Finger natürlich ausstrecken und die Gedanken auf die Finger konzentrieren (Abb. 18). Diese Übung jeden Morgen und Abend 20 Minuten machen.

8. Sich auf den Punkt Danzhong konzentrieren

Indikationen: Herzmuskelentzündung, Lungenentzündung, Halsentzündung, Luftröhrenentzündung.

Stehende Haltung 2. Den Körper entspannen und die Gedanken auf den in der Mitte zwischen den Brustwarzen gelegenen Akupunkturpunkt Danzhong konzentrieren (Abb. 19). Diese Konzentrationsübung jeden Morgen und Abend 20 Minuten lang machen.

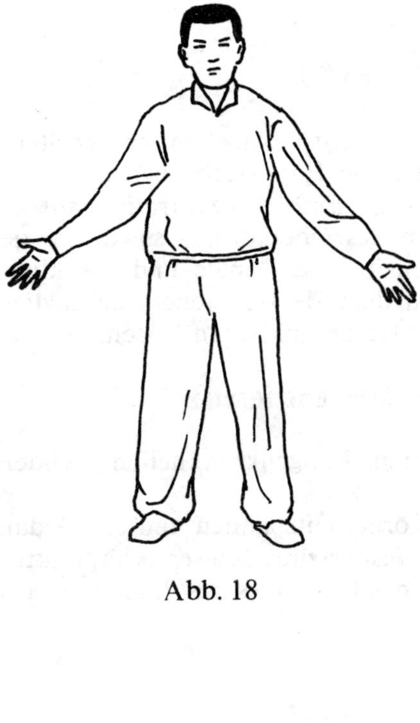

Abb. 18

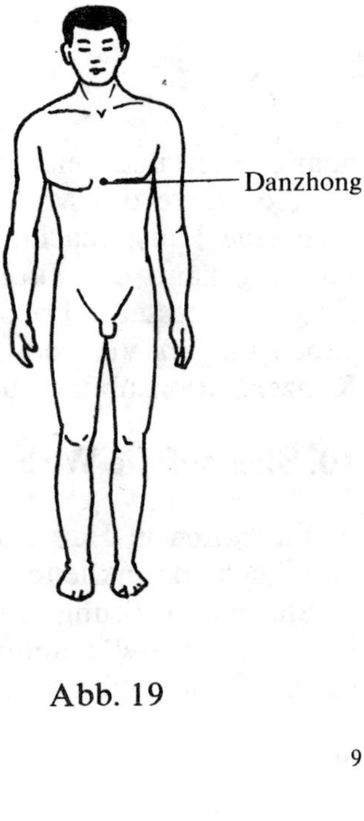

Abb. 19

9. Sich auf die zwei Laogong konzentrieren

Indikationen: Herzkrankheiten und Kopfschmerzen.

Stehende Haltung 2. Den Körper entspannen und die Gedanken auf die beiden Laogong konzentrieren (sie liegen zwischen dem zweiten und dem dritten Metakarpalknochen, an der Stelle, wo die Spitze des Mittelfingers die Handfläche berührt, wenn man eine Faust macht, Abb. 20). Eine Konzentration auf die Laogong kann die Funktionen des Oberkörpers sowie die der Finger verbessern. Da die Finger viele Kanäle und Meridiane haben und in Verbindung mit dem Herzen stehen, kann diese Konzentrationsübung auch bei Herzkrankheiten helfen.

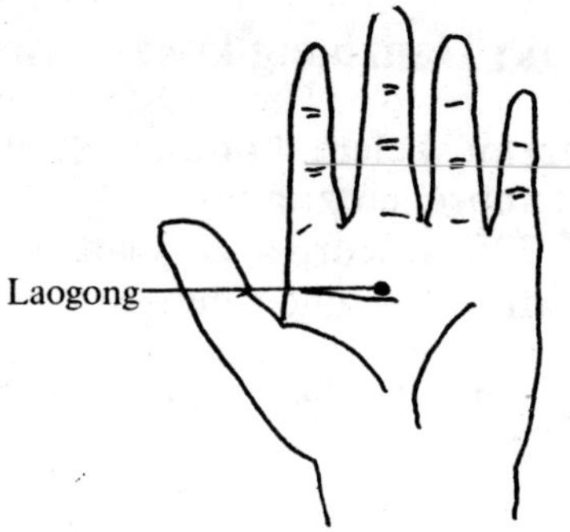

Abb. 20

10. Sich auf die Wirbelsäule konzentrieren

Indikationen: Herzkrankheiten, Lungenkrankheiten, Lenden- und Rückenkrankheiten.

Stehende Haltung 2. Den Körper entspannen und die Gedanken auf die Stelle unterhalb des Dazhui (dieser Akupunkturpunkt befindet sich unterhalb des Fortsatzes des 7. Halswirbels) konzentrieren. Dies kann die Funktionen der Spinalnerven befördern. Die Übung jeden Morgen und Abend jeweils 20 Minuten machen (Abb. 21).

11. Sich auf die zwei Quchi konzentrieren

Indikationen: Halbseitenlähmung, Lähmung, Armlähmung, Anschwellung des Arms und Schmerzen im Arm.

Stehende Haltung 2. Den Körper entspannen und die Gedanken auf die beiden Quchi konzentrieren (sie liegen bei leicht gebeugten Ellenbogen am äußeren Ende der transversalen Ellenbogenfalte, Abb. 22). Die Übung jeden Morgen und Abend ca. 20 Minuten machen.

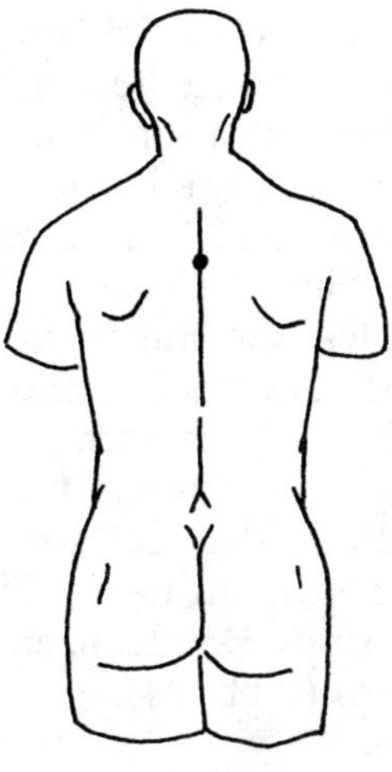

Abb. 21

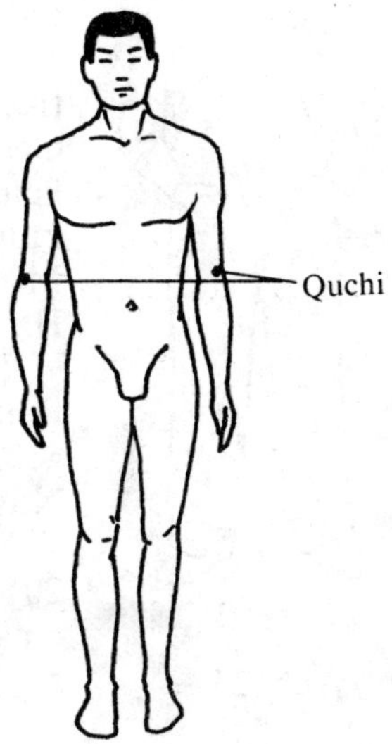

Abb. 22

Kapitel II Hypertensions- und Hypotensionskrankheiten

1. Senkung der Hypertension

Indikationen: Besondere Wirkung bei Bluthochdruckkrankheiten und bei *Yin*-Schwäche und übermäßiger *Yang*-Stärke bzw. bei Schwäche sowohl von *Yin** als auch von *Yang**. Symptome sind Kopfschmerzen, Schwindel, Herzklopfen, Schlaflosigkeit sowie Nervosität und Unruhe.

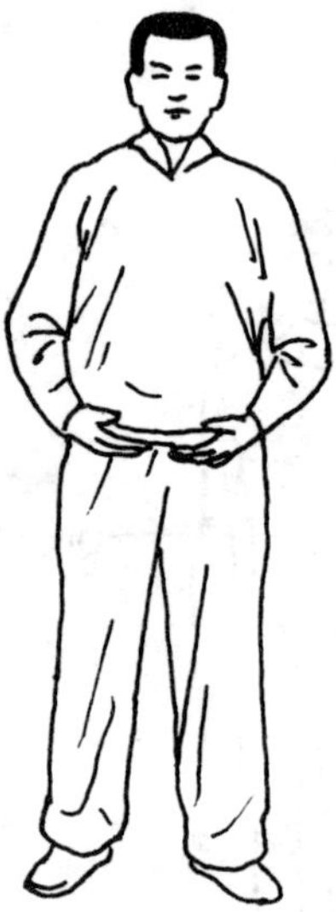

Abb. 23

(1) Stehende Haltung 2. Augen leicht schließen, Arme entspannt fallen lassen. Die Handflächen nach oben richten und die beiden Mittelfinger einander berührend vor den Unterbauch plazieren (Abb. 23). Dabei sich vorstellen, es herrsche Nieselregen und die Regentropfen würden langsam vom Scheitel übers Gesicht und auf die Brust sowie über den Rükken triefen. Diese Konzentration bewirkt ein kühles und angenehmes Gefühl. Nach 10 bis 20 Minuten läßt man den Regen aufhören. Die Hände entspannt herabhängen lassen.

(2) Man sitzt und legt die Hände ca. 10 cm weit neben die Beine. Die Arme sind leicht gekrümmt und die Finger nach vorn gerichtet. Nun die Augen leicht schließen und man stellt sich dabei vor, daß die beiden Laogong (Abb. 20) und die beiden Yongquan (Abb. 25) miteinander verbunden sind. Die Konzentration soll 20 Minuten dauern (Abb. 24).

**Yin* und *Yang* gelten nach der altchinesischen Philosophie, Medizin usw. als das weibliche und negative Prinzip sowie das männliche und positive Prinzip in der Natur. — d. Übers.

2. Sich auf die zwei Yongquan konzentrieren

Indikationen: Bluthochdruck, Nierenschwäche.

Stehende Haltung 2. Den Körper entspannen und die Gedanken auf die beiden Yongquan konzentrieren (sie liegen jeweils auf der Fußsohle in der Mulde, die sich auf dem vorderen Teil der Fußsohle bildet, wenn die Zehen gekrümmt werden, Abb. 25). Diese Konzentrationsübung wirkt entspannend und verbessert die Zirkulation des *Qi* und des Blutes.

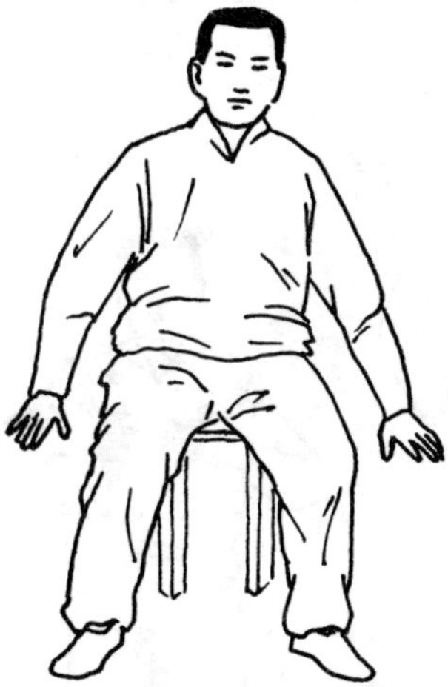

Abb. 24

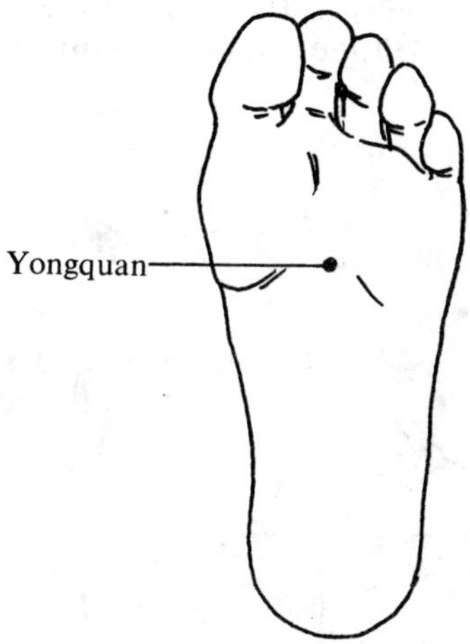

Abb. 25

3. Wiederherstellung eines normalen Blutdrucks

Indikation: Hypotension.

(1) Man sitzt, schließt die Augen leicht, hebt die gebeugten Arme langsam und hält die Hände ca. 10 cm vor die Brust. Nun stellt man sich vor, zwei Lichtbündel würden aus den Händen in

die Brust einstrahlen und auf zwei aus dem Bauch in die Brust ziehende Luftströme treffen. Darauf konzentriert man sich etwa 20 Minuten (Abb. 26).

(2) Stehende Haltung 2. Den Körper entspannen und die Arme seitlich bis auf Schulterhöhe heben, nun die Hände in einem Bogen über den Kopf (Abb. 27) und am Gesicht vorbei vor die Brust führen und etwa 10 cm davor plazieren, die Handflächen nach innen gerichtet (Abb. 28). Man stellt sich wieder vor, zwei Lichtbündel würden aus den Händen in die Brust einstrahlen und auf zwei aus dem Bauch in die Brust ziehende Luftströme treffen. Darauf konzentriert man sich etwa 20 Minuten und läßt dann die Hände entspannt sinken.

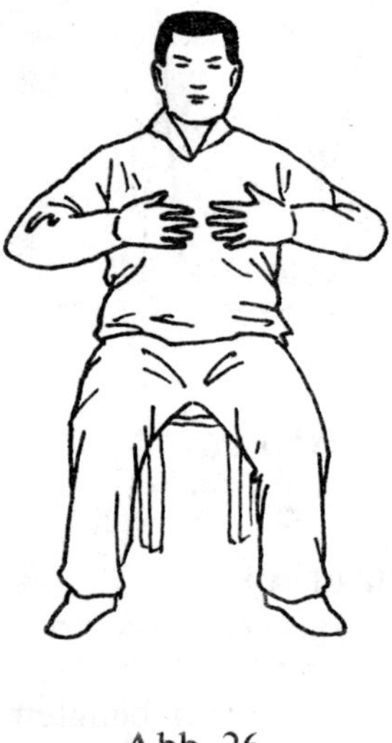

Abb. 26

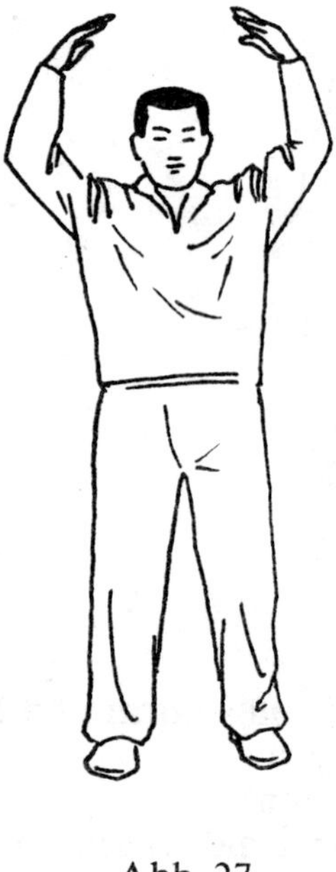

Abb. 27

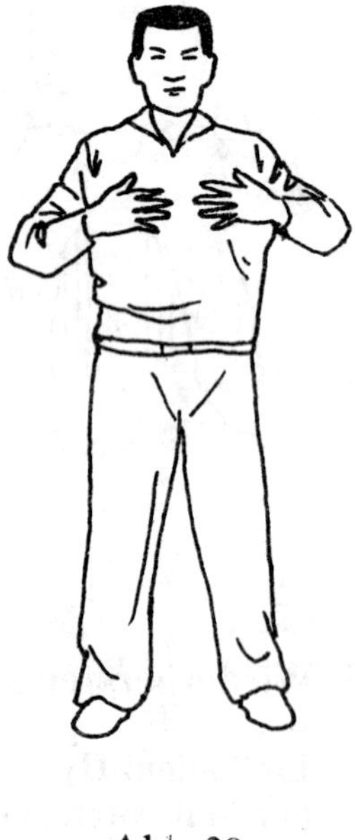

Abb. 28

Kapitel III Das Nervensystem

1. Entspannung und Eintritt in einen ruhigen Zustand

Indikationen: Regulierung der Nervenfunktionen und Behandlung von Nervenschwäche, Nervosität und Unruhe, Herzbeklemmung, Luftröhrenentzündung, Hypertension, Schlaflosigkeit.

Man kann diese Übung sowohl in stehender Haltung als auch im Sitzen oder Liegen praktizieren.

(1) Man sitzt, entspannt den Körper, legt die Hände auf die Beinen und schließt die Augen leicht (Abb. 29).

(2) Stehende Haltung 2. Den Körper entspannen und die Augen leicht schließen (Abb. 30).

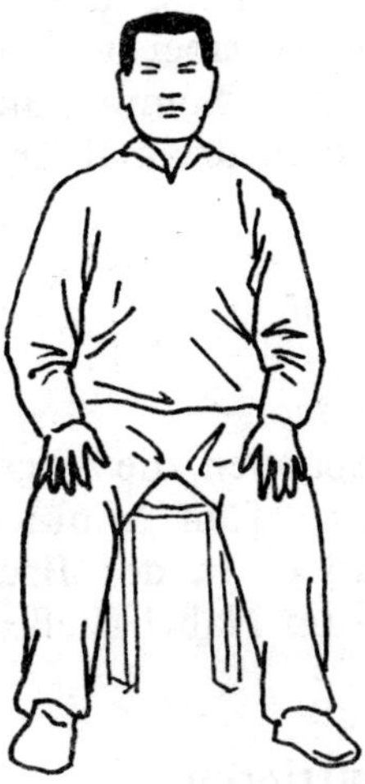

Abb. 29

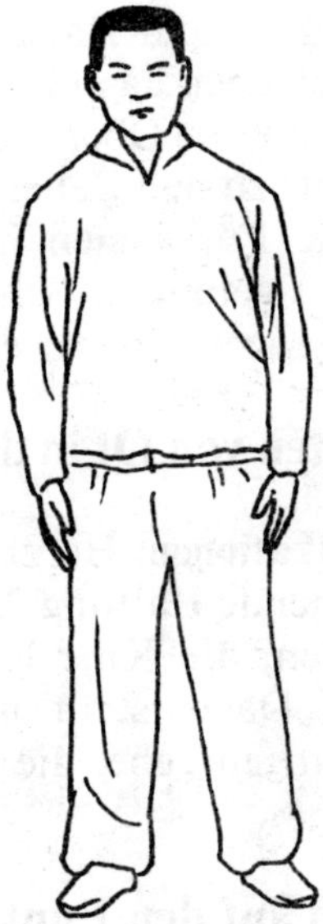

Abb. 30

(3) Man liegt auf dem Rücken, bettet den Kopf auf ein Kissen, trennt die Füße in Schulterbreite, legt die Hände seitlich an die Beine, die Handflächen nach unten gerichtet, und schließt die Augen leicht (Abb. 31).

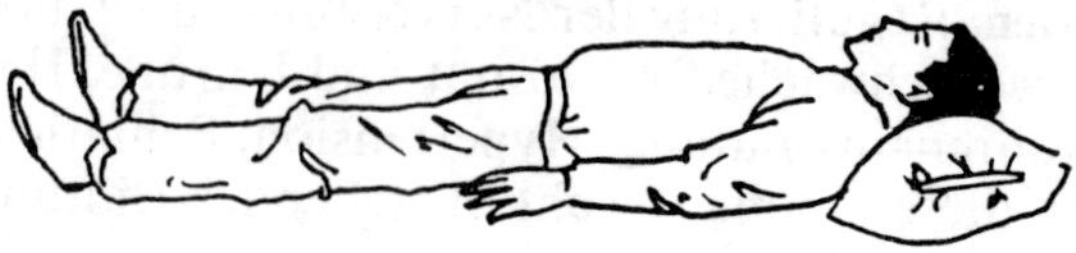

Abb. 31

Man stellt sich die allmähliche Entspannung des Körpers genau vor: vom Scheitel über die Ohren, Schultern, Oberarme, Unterarme und Hände bis zu den Fingerspitzen, und dann vom Scheitel über das Gesicht, den Hals, die Brust, den Bauch, das Perineum, die Oberschenkel, die Knie, die Unterschenkel und die Füße bis zu den Zehen und den Fußsohlen. Dabei stellt man sich vor, die Füße seien in warmes Wasser (im Sommer in kühles Wasser) getaucht. Schließlich rezitiert man dreimal im Geiste: „Den ganzen Körper entspannen."

2. Leiten von Qi in der Brust

Indikationen: Herzbeklemmung, Atemnot.

Stehende Haltung 2. Den Körper entspannen, die Augen leicht schließen, die Knie leicht beugen und ca. fünf Minuten ruhig stehen. Dabei stellt man sich vor, daß es in der Brust zwei Strömungen gebe, die nach unten bis zum Nabel fließen (Abb. 32).

3. Sich auf den Punkt Baihui konzentrieren

Indikationen: Kopfschmerzen, Schwindel; Stärkung der Gedächtnis- und Denkfunktion.

Stehende Haltung 2. Den Körper entspannen und die Gedanken auf den Baihui (am Kreuzpunkt zwischen dem Scheitel und der Verbindungslinie der Ohren, Abb. 33) konzentrieren. Diese Konzentrationsübung kann die physiologische Funktion des Gehirns stärken und die Versorgung des Gehirns mit *Qi* und Blut fördern.

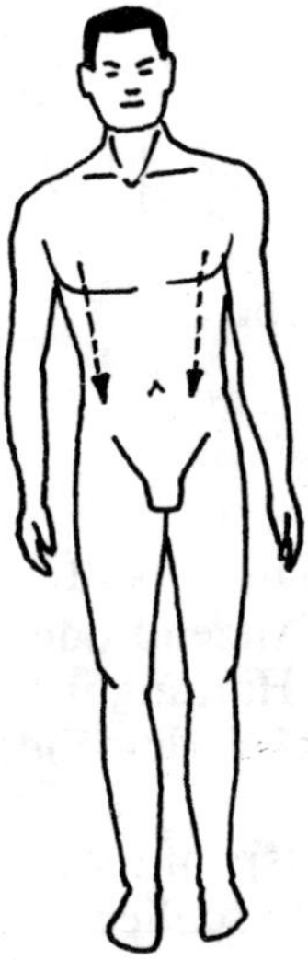

Abb. 32

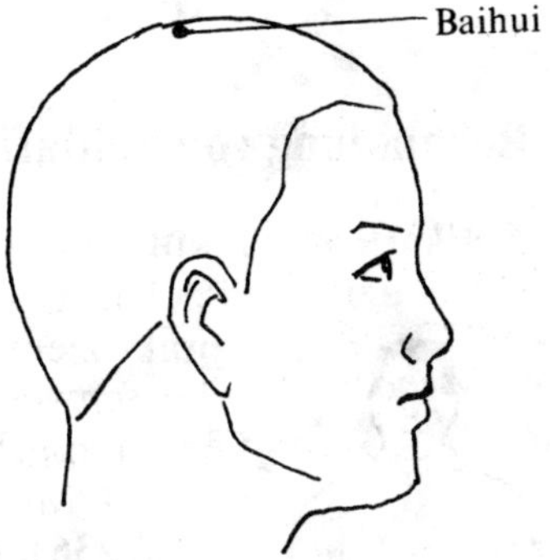

Abb. 33

4. Den Punkt Tianxin pressen

Indikation: Ohnmacht durch hohes Fieber.

Mit dem rechten Daumen 36mal den linken Tianxin und mit dem linken Daumen 36mal den rechten Tianxin kräftig kneten. Die Akupunkturpunkte Tianxin liegen im Handteller neben dem Handballen (Abb. 34 und 35).

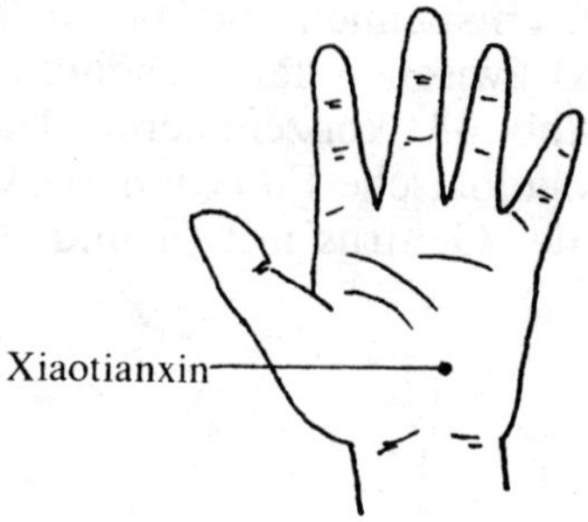

Abb. 34

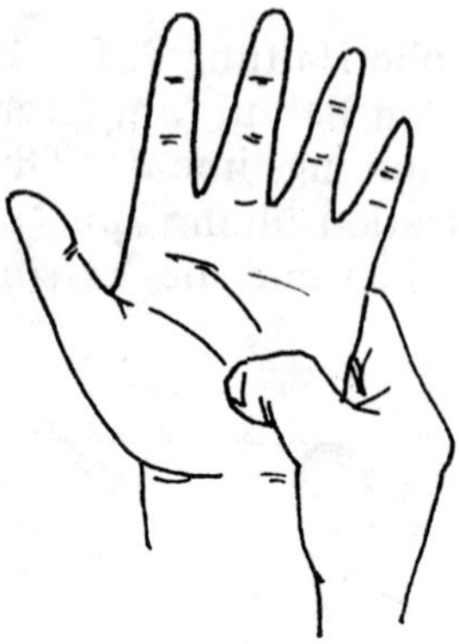

Abb. 35

5. Behandlung von Schlaflosigkeit

Indikationen: Akute und chronische Schlaflosigkeit.

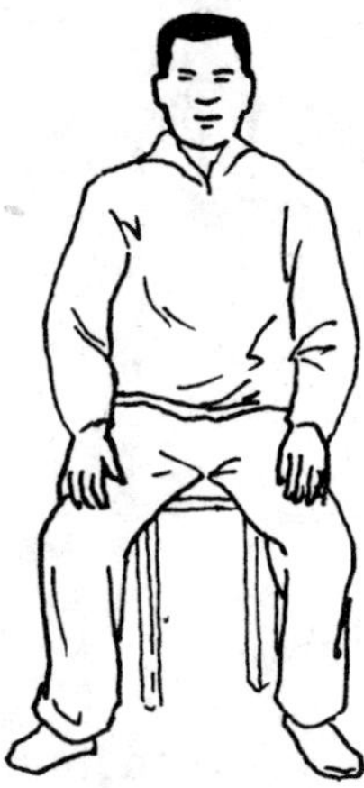

Abb. 36

Die Übung kann man sitzend oder liegend praktizieren. Die liegende Haltung ist mehr für die schwer an Schlaflosigkeit leidenden Patienten angebracht.

(1) Man sitzt und entspannt den Körper (Abb. 36). Die Augen leicht schließen, zwei bis drei Minuten ruhig sitzen und sich auf den Akupunkturpunkt Baihui konzentrieren, etwa eine Minute später auf die Akupunkturpunkte Jianjing, Danzhong und Zhongdantian, ferner auf Huiyin, auf die auf der inneren Seite des Beines befindlichen Punkte Xuehai, Yinlingquan und Sanyinjiao, auf den unterhalb des inneren Knöchels befindlichen Punkt Zhaohai und den Punkt Yongquan auf der Fußsohle sowie auf die Zehen, wobei man sich vorstellt, die beiden Yongquan seien ins Wasser getaucht. Danach konzentriert man sich auf die

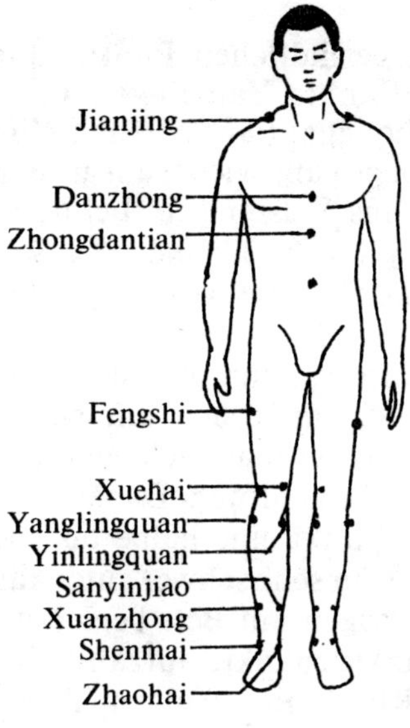
Jianjing
Danzhong
Zhongdantian
Fengshi
Xuehai
Yanglingquan
Yinlingquan
Sanyinjiao
Xuanzhong
Shenmai
Zhaohai

Abb. 37

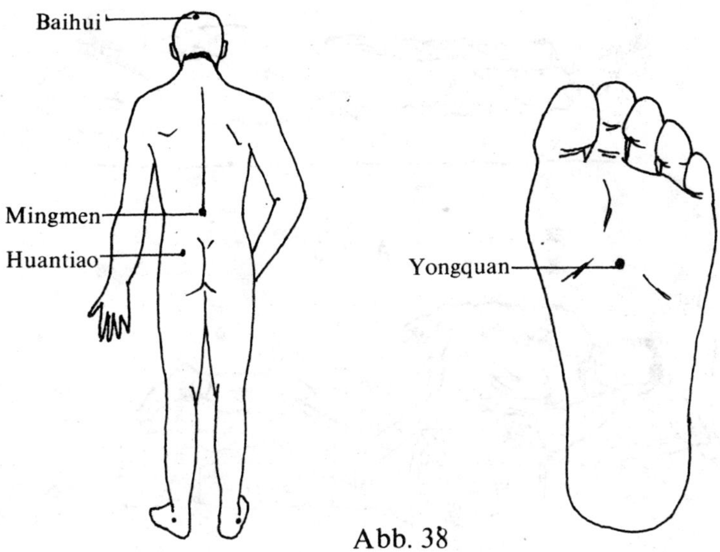
Baihui
Mingmen
Huantiao
Yongquan

Abb. 38

am äußeren Knöchel befindlichen Punkte Shenmai und Xuanzhong sowie auf die Punkte Yanglingquan, Fengshi, Huantiao, Huiyin, Mingmen, Zhongdantian, Xuehai, Yinlingquan, Sanyinjiao, Zhaohai und Yongquan, wiederum in der Vorstellung, daß die beiden Yongquan ins Wasser getraucht sind. Der ganze Prozeß bildet eine Übung (Abb. 37 und 38). Selbst ein schwer an Schlaflosigkeit leidender Patient wird nach drei solchen Übungen einschlafen.

(2) Bei der Liegehaltung kann man entweder seitlich oder auf dem Rücken liegen, wie man sich am bequemsten fühlt. Die Akupunkturpunkte, auf die man sich hierbei konzentriert, sind die gleichen wie bei der Sitzhaltung. Dabei soll die Konzentration auf jeden Akupunkturpunkt eine halbe bis eine Minute dauern. Wenn die Schlafstörungen sehr schwer sind, kann der Patient von einem Familienangehörigen am Bett begleitet werden, der dann die genannten Akupunkturpunkte aufzählt. Dies soll leise und in einem stets gleichen Rhythmus erfolgen (Abb. 39 und 40).

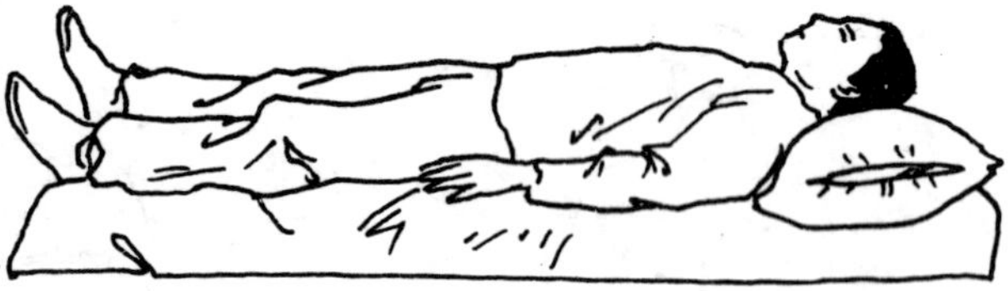

Abb. 39

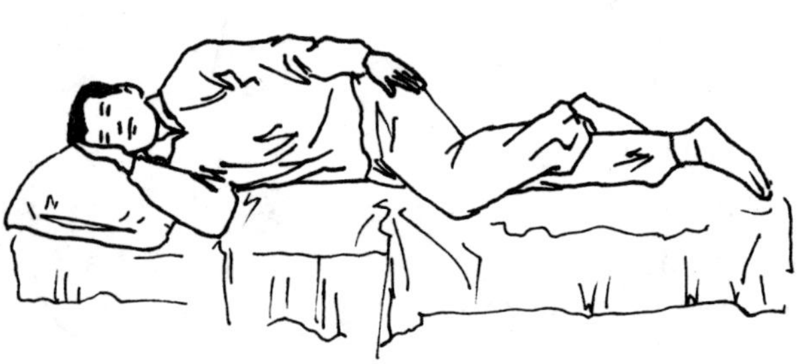

Abb. 40

6. Leiten von Qi durch Meditation

Indikationen: Mattigkeit und Schlafsucht.

Natürliche Meditationshaltung einnehmen, den Oberkörper aufrecht halten und den Körper entspannen. Von der Außenseite der Beine her jeweils den rechten und linken Fuß packen und kräftig sechsmal zur Seite ziehen (Abb. 41). Dann die Arme kreuzen, die Hände durch die Beine stecken und mit der linken Hand den linken Fuß und mit der rechten Hand den rechten Fuß greifen und die Füße sechsmal kräftig zurückziehen (Abb. 42).

7. Leiten von Qi durch Fäusteballen

Indikation: Alpträume.

Die Daumen zu den Handtellern beugen und die Hände fest zu Fäusten ballen (Abb. 43). Man sollte dies häufig machen, am besten beim Zubettgehen, um sich so vor Alpträumen zu schützen.

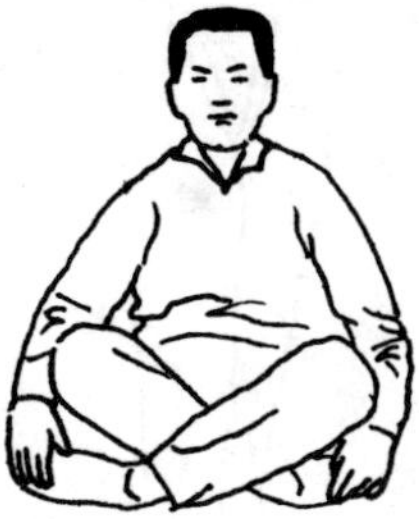

Abb. 41

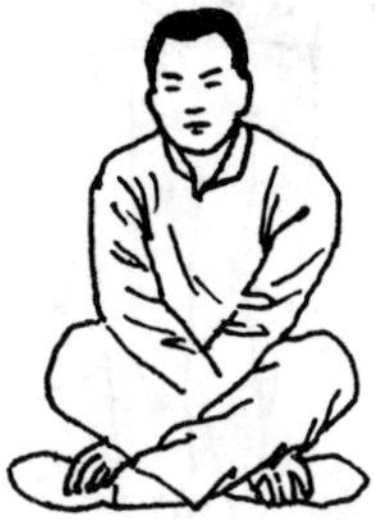

Abb. 42

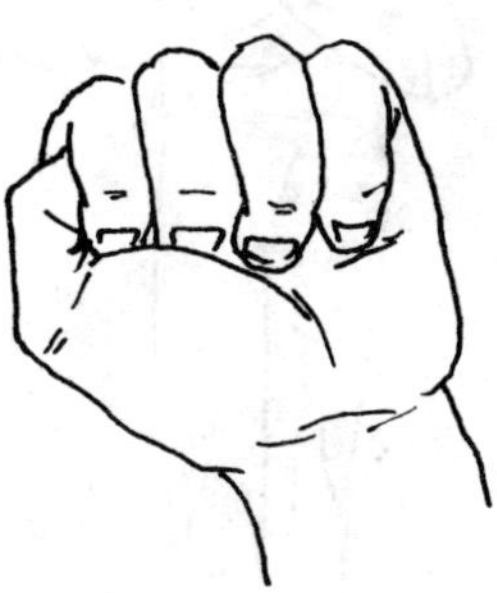

Abb. 43

Kapitel IV Die Nieren und das System der inneren Sekretion

1. Behandlung der Zuckerkrankheit

Indikationen: Zuckerkrankheit, Bauchschmerzen.

Stehende Haltung 1. Schultern entspannen und Ellbogen fallen lassen. Arme ausbreiten und in einem Bogen nach oben vorn bewegen, bis sich die Hände vor der Brust treffen (Abb. 44).

Die Hände etwas über Nabelhöhe nach vorn strecken, die Fingerspitzen nach vorn gerichtet (Abb. 45). Den linken Handrücken nach oben drehen, den linken Ellbogen zurückziehen und die Hände mit einer Körperwendung nach links bewegen, wobei der rechte Unterarm dicht an die linken Rippen gedrückt wird (Abb. 46). Dann die Hände so drehen, daß die Daumen nach oben

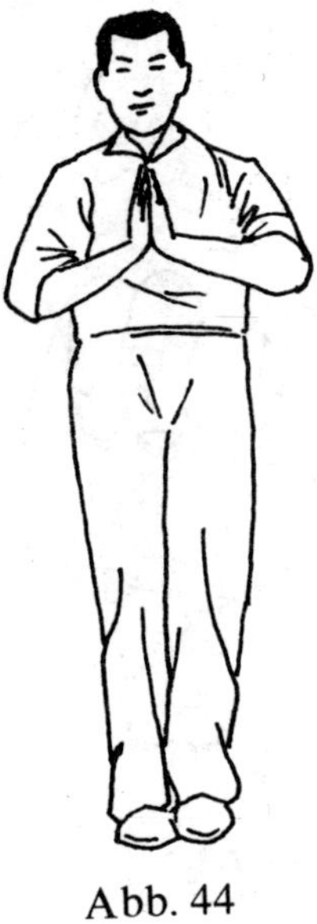

Abb. 44

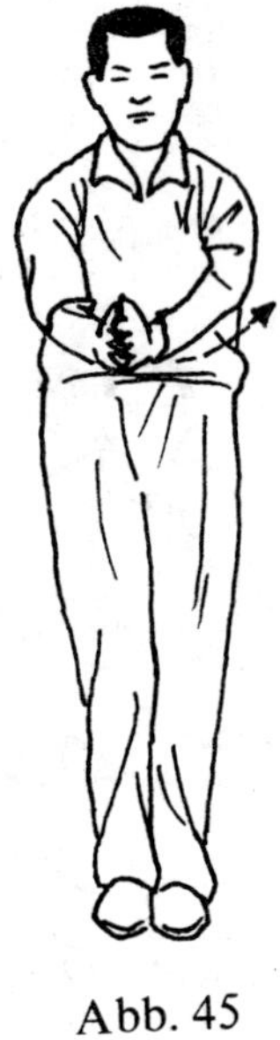

Abb. 45

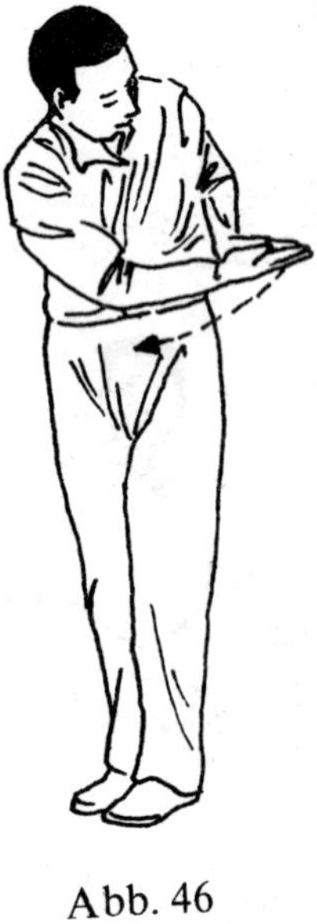

Abb. 46

weisen, und mit einer Hüftdrehung vor den Körper bringen (Abb. 47).

Das Gleiche gilt für die rechte Seite (Abb. 48 und 49). Die beiden Bewegungsfolgen gelten als eine Übung, die insgesamt 24mal gemacht werden soll.

Zum Schluß werden die Hände wie eingangs vor der Brust gefaltet (Abb. 50). Nun die kleinen Finger voneinander trennen, dann die Ringfinger, dann die Mittelfinger, dann die Zeigefinger und schließlich die Daumen. Schultern natürlich fallen lassen. Man kehrt zur stehenden Haltung 1 zurück.

Mit dem linken Zeigefinger das Chengjiang (in der Mitte des Zentrums des Sulcus mentolabialis) 36mal drücken (Abb. 51).

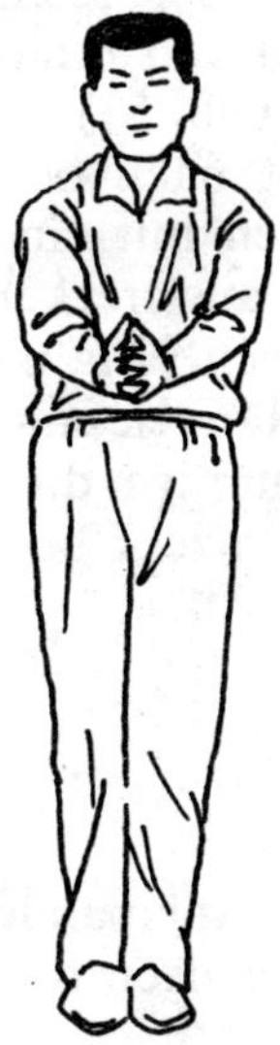

Abb. 47

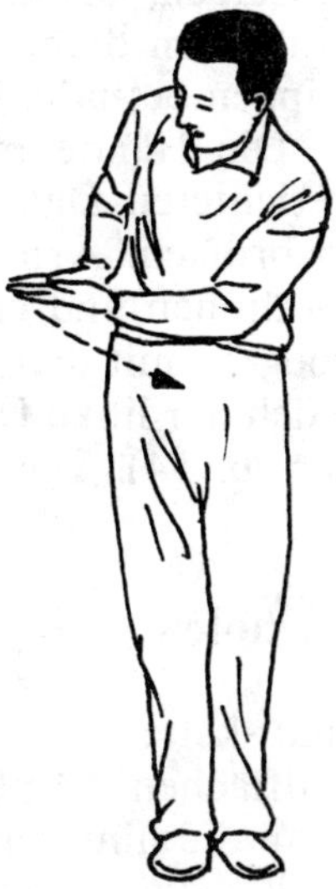

Abb. 48

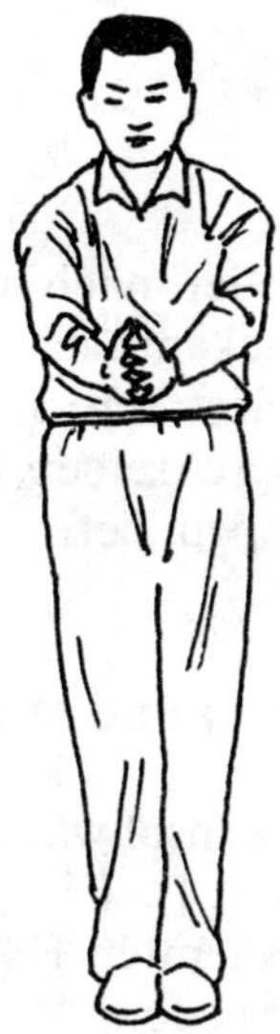

Abb. 49

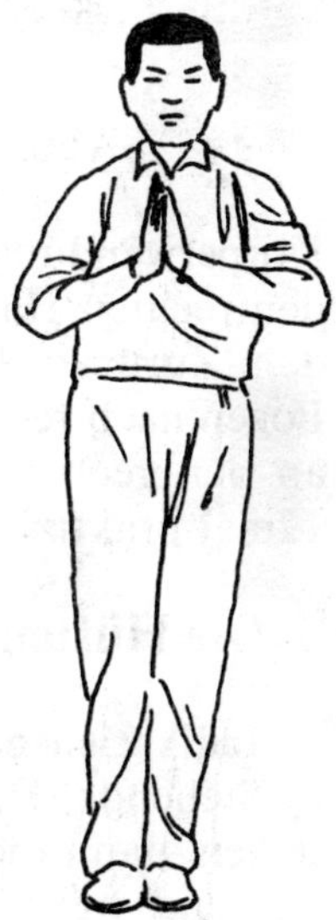

Abb. 50

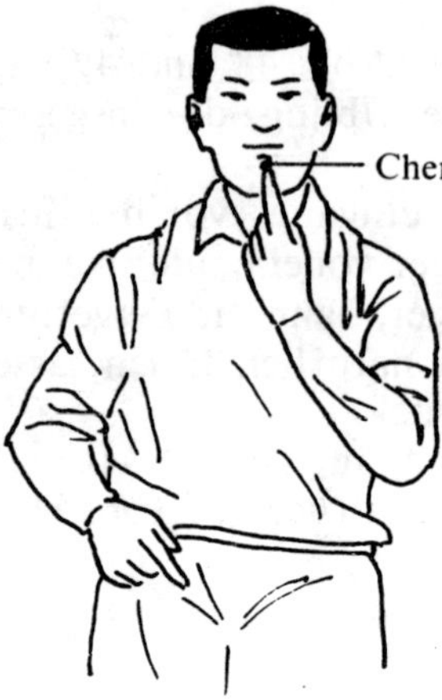

Abb. 51

2. Leiten von Qi durch bogenförmige Bewegungen

Indikation: Funktionsstörungen im System der inneren Sekretion.

Stehende Haltung 1. Arme ausstrecken und Hände aneinander pressen, die Daumen nach oben gerichtet (Abb. 52).

Den linken Handrücken nach oben drehen. Gleichzeitig mit dem Zurückziehen des linken Ellbogens mit den Händen einen Bogen nach links beschreiben, bis sich der rechte Unterarm dicht an den linken Rippen befindet (Abb. 53).

Die Hände mit nach oben gerichteten Daumen mit einer Körperwendung wieder nach vorn bringen. Arme ausstrecken, den rechten Handrücken nach oben drehen und gleichzeitig mit dem Zurückziehen des rechten Ellbogens mit den Händen einen Bogen nach rechts beschreiben, bis sich der linke Unterarm dicht an den rechten Rippen befindet (Abb. 54). Die ganze Übung 12mal praktizieren.

3. Die Hüften reiben und Wasser holen

Indikationen: Nierenschwäche und -kälte.

Stehende Haltung 1. Die Handflächen 64mal aneinander reiben, dann die erwärmten Hände an die hinteren Hüften pressen und mit den Laogong (Abb. 20) die Akupunkturpunkte Shenshu (jeweils 1,5 *Cun* seitlich unter dem zweiten Lendenwirbelfortsatz gelegen) 64mal auf und ab reiben (Abb. 55).

Anschließend bückt man sich, streckt die Arme nach unten

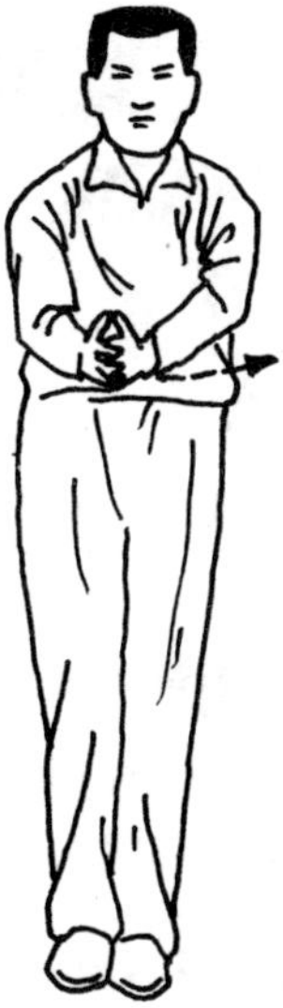

Abb. 52

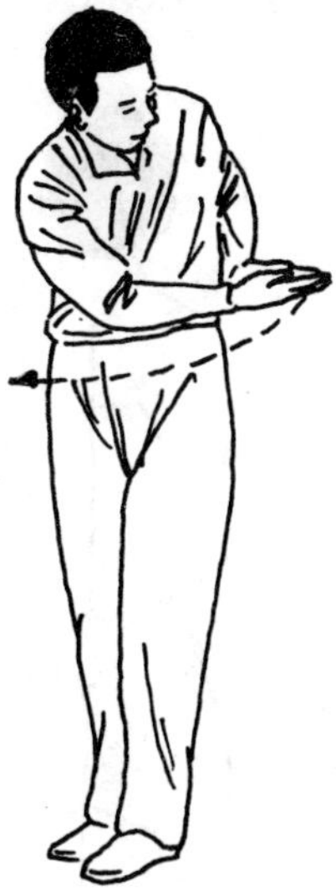

Abb. 53

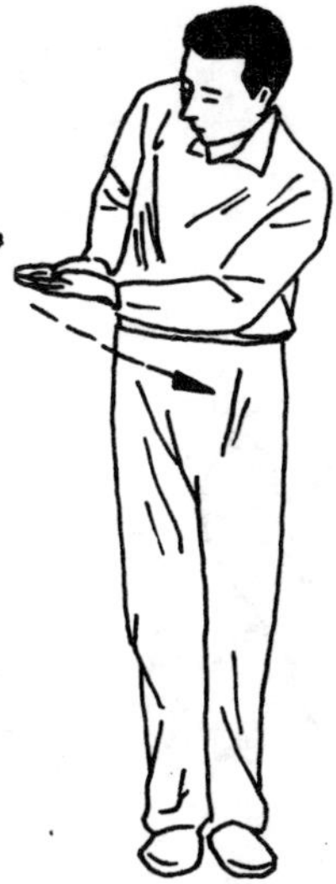

Abb. 54

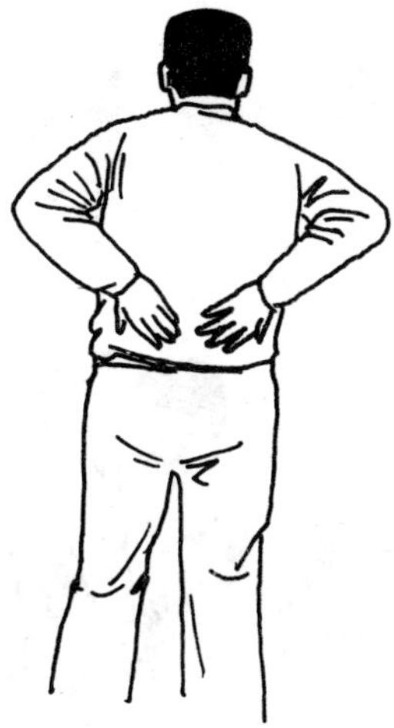

Abb. 55

und zieht abwechselnd die linke und die rechte Hand nach oben, als ob man Wasser aus dem Brunnen hole, während man gleichzeitig auch die Hüfte abwechselnd links und rechts nach oben zieht (Abb. 56). Die Schöpfbewegungen mit der linken und rechten Hand sollten morgens und abends zusammen mit dem ersten Teil der Übung jeweils 64mal gemacht werden.

4. Sich auf den Punkt Mingmen konzentrieren

Indikationen: Regulierung der Nebennierenfunktion und Steigerung der Körperwärme.

Stehende Haltung 2. Den Körper entspannen und sich auf den Mingmen (in der Mulde unter dem Fortsatz des zweiten Lendenwirbels) konzentrieren. Diese Konzentrationsübung soll zweimal täglich jeweils 20 Minuten praktiziert werden (Abb. 57).

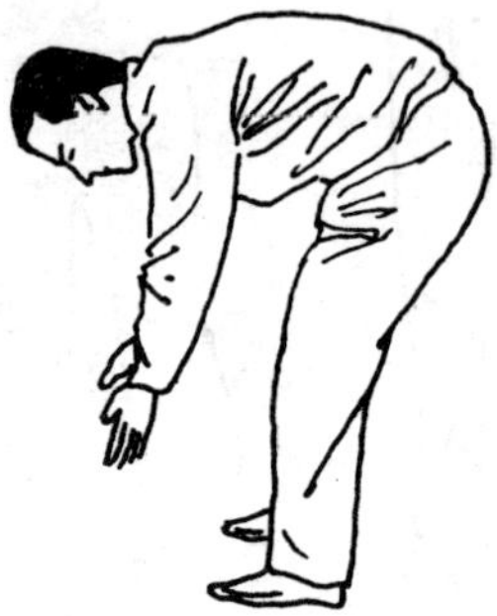

Abb. 56

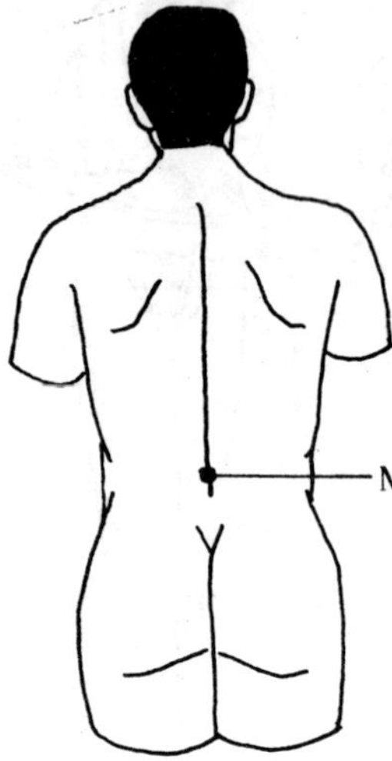

Abb. 57

5. Die Lenden reiben und pressen

Indikationen: Nieren stärken, Schwäche beseitigen.

Stehende Haltung 2. Den Körper entspannen, die Arme mit den Handflächen nach unten seitlich auf Schulterhöhe heben. Die Handflächen nach vorn drehen, dann die Hände von den Seiten nach vorn bewegen, bis sie sich treffen. Nun die Arme senken, bis sie mit dem Körper einen Winkel von 45° bilden. Die Handflächen 36mal reiben (Abb. 58). Anschließend drückt man die Hände an die Lenden und reibt mit den Laogong (Abb. 20) die Akupunkturpunkte Shenshu (jeweils 1,5 *Cun* seitlich unter dem zweiten Lendenwirbelfortsatz) 36mal auf und ab (Abb. 59).

Die Handflächen nach außen drehen und die Hände halb zu Fäusten ballen, wobei die Fingerspitzen die Handfläche nicht berühren. Die Wailaogong (jeweils am Handdrücken gegenüber dem in der Handfläche gelegenen Laogong) auf die Shenshu pressen und so 20 Minuten stehenbleiben (Abb. 60).

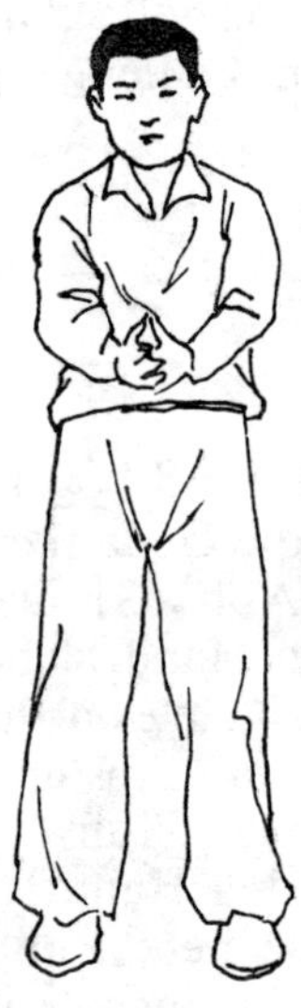

Abb. 58

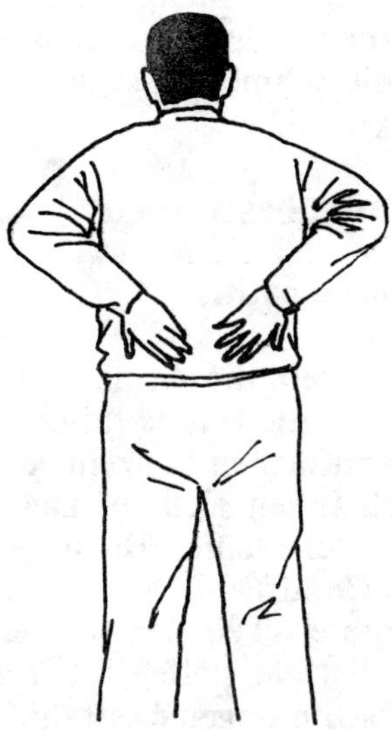

Abb. 59

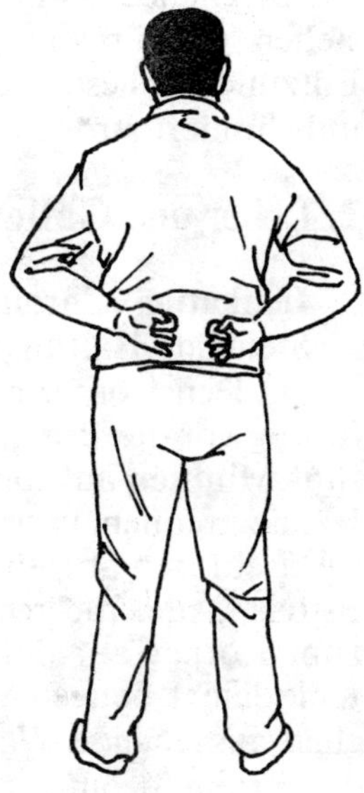

Abb. 60

Kapitel V Das Leber- und Gallenblasensystem

1. Therapie durch Konzentration

Indikation: Gallenblasenentzündung.

Stehende Haltung 1. Die Handflächen zwei Minuten reiben (Abb. 61), dann ca. 10 cm vom Körper entfernt gegen die entsprechende Stelle richten. So bleibt man 10 bis 20 Minuten stehen, wobei man im Stillen mehrfach den Satz wiederholt: „Die Entzündung beseitigen, die Schmerzen stillen und im Gallengang unbehindert strömen" (Abb. 62).

2. Leber und Gallenblase „bestrahlen"

Indikation: Chronische Hepatitis.

Stehende Haltung 2.

(1) Den Körper entspannen, die Arme ausbreiten und bogenförmig vor die Brust führen, die Hände falten und die Gedanken fünf Minuten auf die Handflächen konzentrieren (Abb. 63). Die Hände trennen und nach innen richten. Die linke Handfläche weist auf den oberen Teil der rechten Brust, etwa 10 cm von ihr entfernt, und die rechte Handfläche weist in gleichem Abstand zum Körper auf den unteren Teil der rechten Brust. Nun die Knie leicht beugen und sich vorstellen, zwei von den Handflächen ausgehende Wärmeströmungen bestrahlten die Leber, und die „grüne Strömung" der Leber würde über den Yongquan (auf der Fußsohle in der Mulde, die sich auf dem vorderen Teil der Fußsohle bildet, wenn die Zehen gekrümmt werden, Abb. 25) in den Boden geleitet (Abb. 64).

(2) Die Handflächen reiben, bis sie erwärmt sind, und die Laogong (zwischen dem zweiten und dem dritten Metakarpalknochen, an der Stelle, wo die Spitze des Mittelfingers die Handfläche berührt, wenn man eine Faust macht, Abb. 20) fünf Minuten lang gegen die am Rücken befindlichen Akupunkturpunkte Danshu pressen (Abb. 65). Die Punkte Danshu liegen an beiden

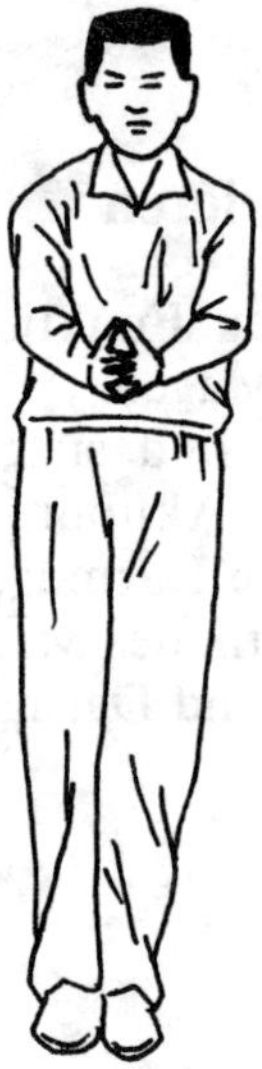

Abb. 61

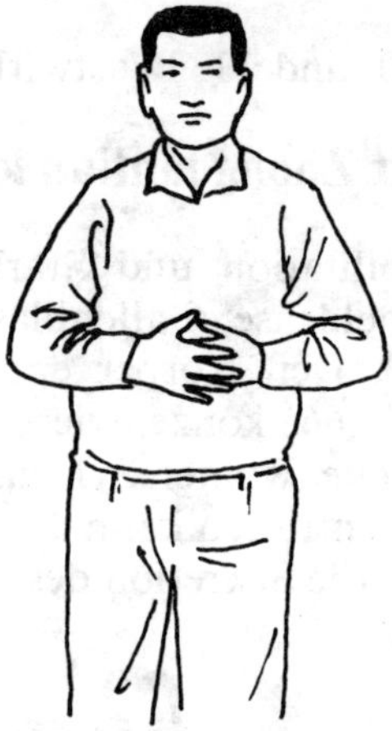

Abb. 62

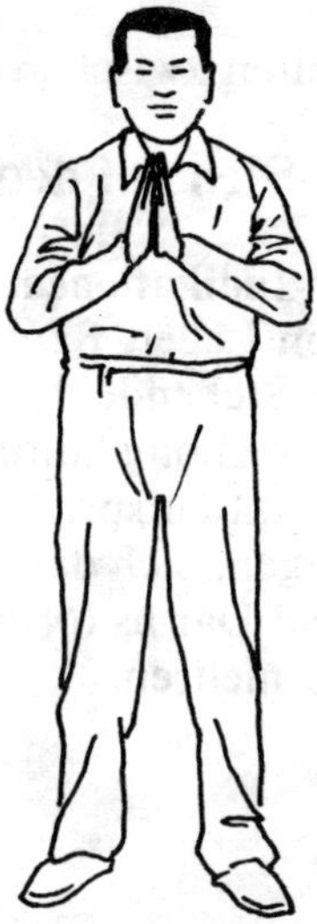

Abb. 63

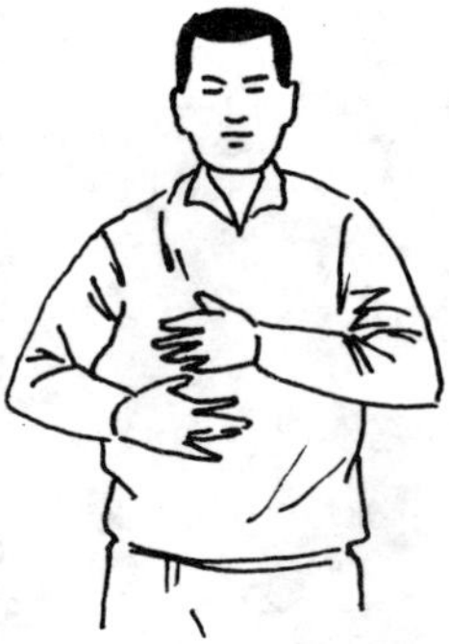

Abb. 64

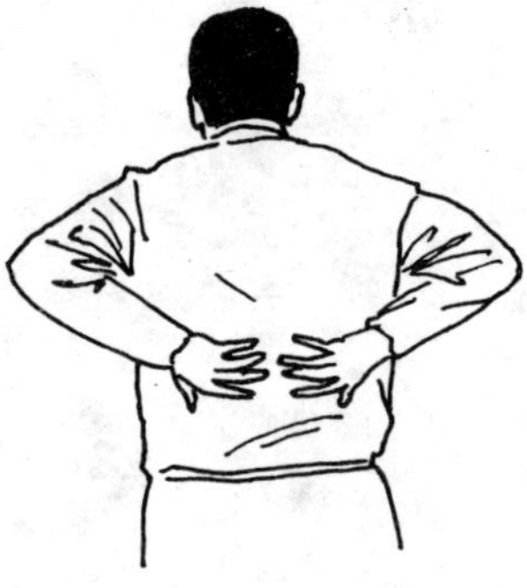

Abb. 65

Seiten zwischen dem 10. und 11. Brustwirbel.

3. Sich auf den Punkt Zhongdantian konzentrieren

Indikationen: Rehabilitation und Stärkung der Funktionen von Leber, Bauchspeicheldrüse, Gallenblase und Magen.

Stehende Haltung 2. Den Körper entspannen und sich auf den Zhongdantian (Abb. 66) konzentrieren. Dieser Akupunkturpunkt entspricht der Stelle, wo der Pylorus und die Darmdrüsen liegen. Sich darauf konzentrieren kann die Peristaltik des Magens und Darms fördern und die Sekretion des Magen- und Darmsafts vermehren.

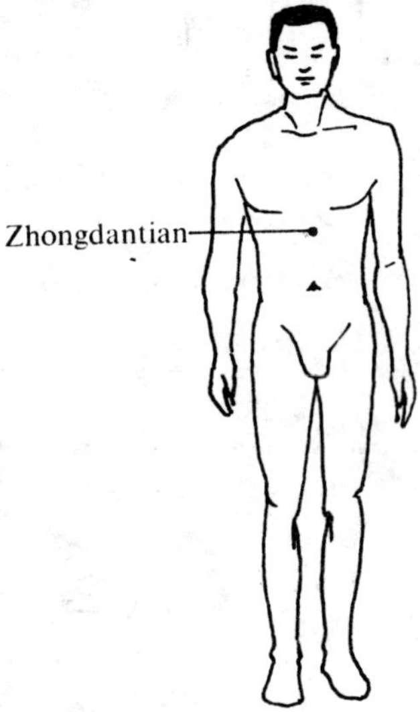

Abb. 66

4. Die Punkte Zhangmen massieren

Indikation: Behandlung einer Zirrhose.

Stehende Haltung 2. Den Körper entspannen, die Handflächen reiben, bis sie erwärmt sind, und sodann die beiden Zhangmen massieren. Sie liegen an den Seiten des Bauchs unterhalb des freien Endes der 11. Rippe (Abb. 103). Insgesamt knetet bzw. reibt man diese Akupunkturpunkte 64mal (Abb. 67).

Anschließend beugt man die Knie ein wenig, faltet die Hände und konzentriert sich fünf Minuten lang auf die Punkte Laogong auf den Handflächen (Abb. 68). Dann trennt man die Hände voneinander und richtet sie für zehn bis fünfzehn Minuten gegen den jeweiligen Zhangmen, und zwar ca. 10 cm davon entfernt (Abb. 69).

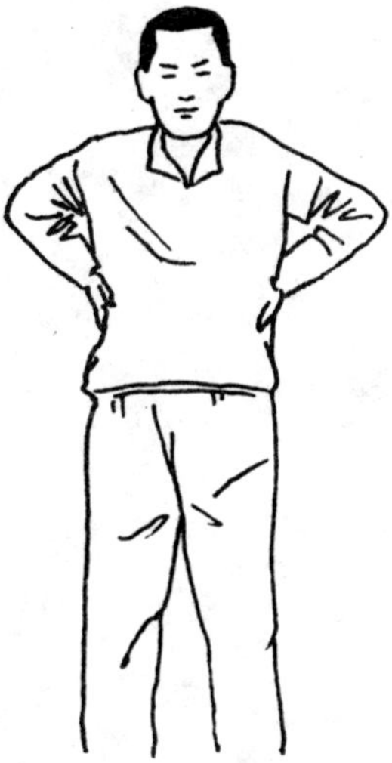

Abb. 67

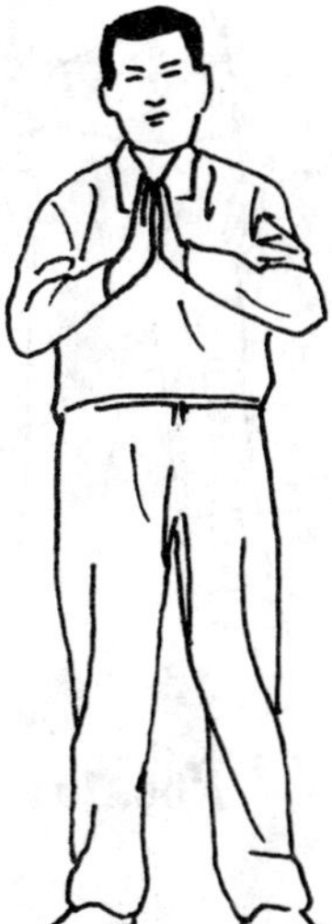

Abb. 68

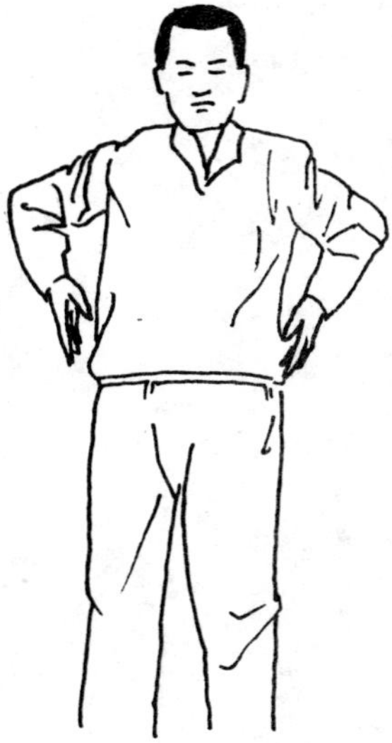

Abb. 69

5. Durch den Bauch atmen

Indikation: Leberkrankheiten.

Stehende Haltung 2. Den Körper entspannen und fünf Minuten durch den Bauch atmen (Abb. 70). Dabei möglichst voll einatmen und möglichst vollständig ausatmen. Beim Ausatmen gibt man den Ton „He“ von sich. Das Ein- und Ausatmen insgesamt 36mal wiederholen.

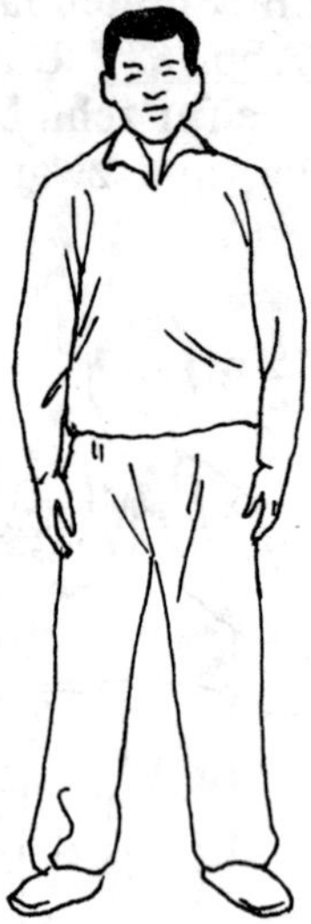

Abb. 70

Kapitel VI Das Magen- und Darmsystem

1. Sechs Kreisbewegungen

Indikationen: Chronische Darm- und Magenkrankheiten, Zuckerkrankheit, Gelenkentzündung, Hüften- und Beinschmerzen.

Stehende Haltung 1. Geradeaus blicken, Schultern entspannen und Ellbogen fallen lassen. Die Arme ausbreiten und bogenförmig nach vorn bewegen. Die Hände falten und die Laogong (Abb. 20) leicht gegen einander drücken. Die Gedanken auf die Handflächen konzentrieren (Abb. 71). Dann mit den Händen nach links vorn über den Kopf bis nach rechts unten die erste Kreisbewegung vollführen. Dabei soll der Blick stets der Bewegung der Hände folgen, und die Bewegung der Hüfte soll jener der Hände entgegengesetzt sein (Abb. 72 und 73).

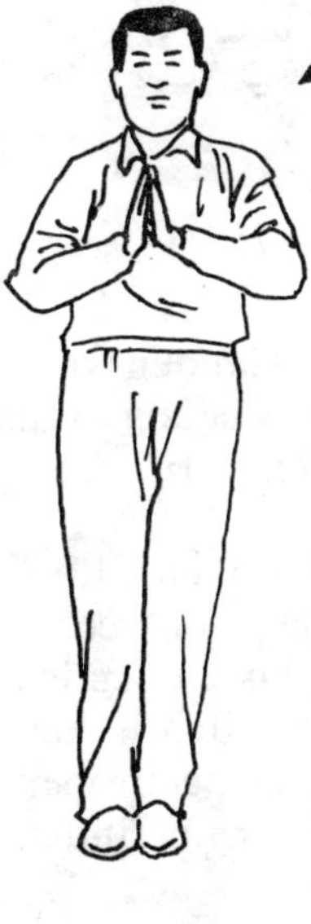

Abb. 71

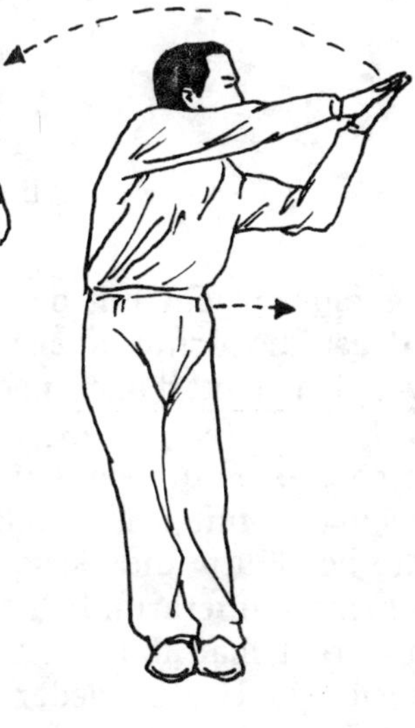

Abb. 72

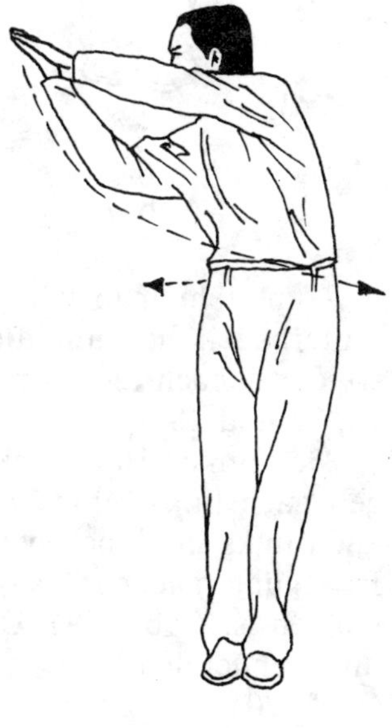

Abb. 73

Anschließend die Hände vor die Brust zurücknehmen. Man beugt die Knie und den Körper und beschreibt mit den Händen um die Knie die zweite Kreisbewegung (Abb. 74 und 75).

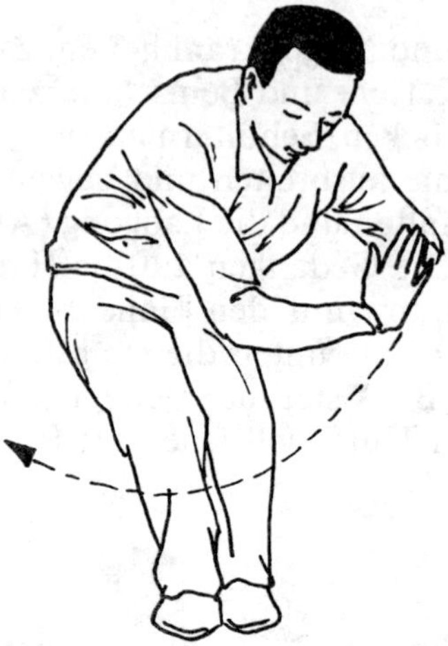

Abb. 74

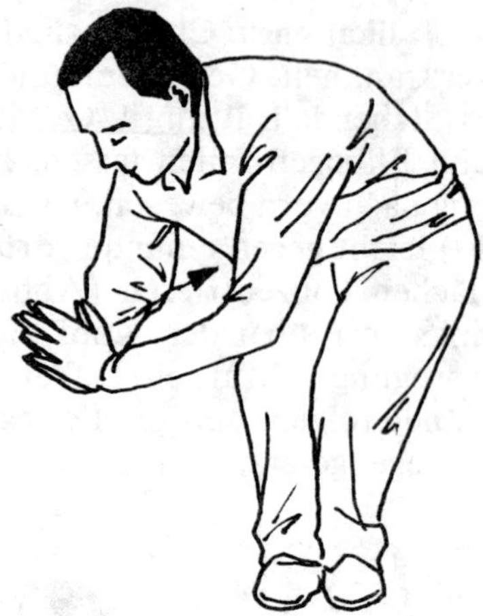

Abb. 75

Nun steht man wieder gerade, macht mit den Händen vom Unterbauch her um die Brust die dritte Kreisbewegung und streckt danach die Arme vor dem Unterbauch nach vorn (Abb. 76, 77 und 78).

Den linken Handrücken nach oben drehen, den linken Ellbogen nach links hinten beugen und mit den Händen von rechts nach links in Höhe oberhalb der Hüfte die vierte bogenförmige Bewegung machen, bis der rechte Unterarm dicht an den linken Rippen ist (Abb. 79). Dann dreht man die Daumen nach oben und wendet den Körper, bis sich die Hände wieder vorn befinden (Abb. 80).

Den rechten Handrücken nach oben drehen, den rechten Ell-

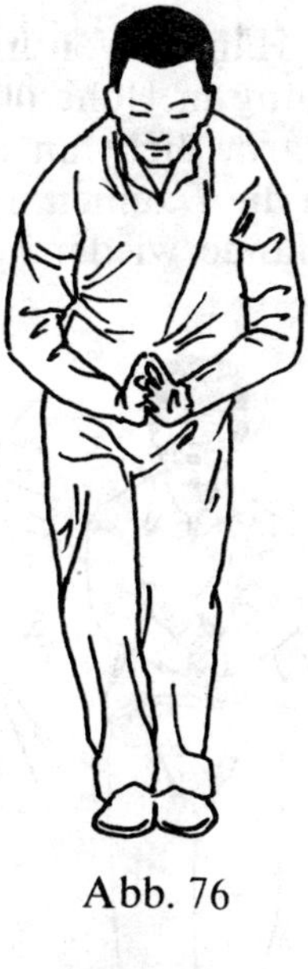

Abb. 76

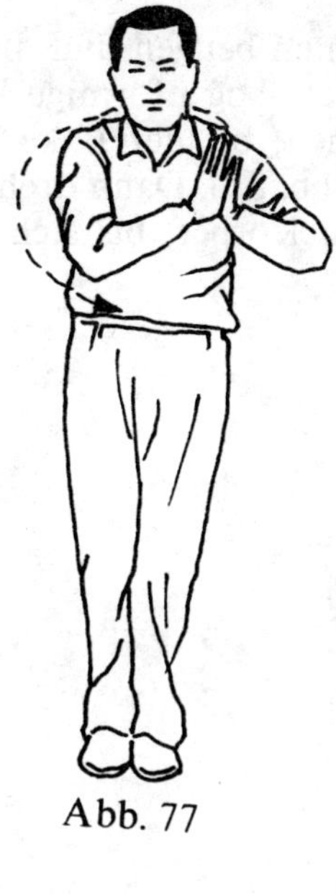

Abb. 77

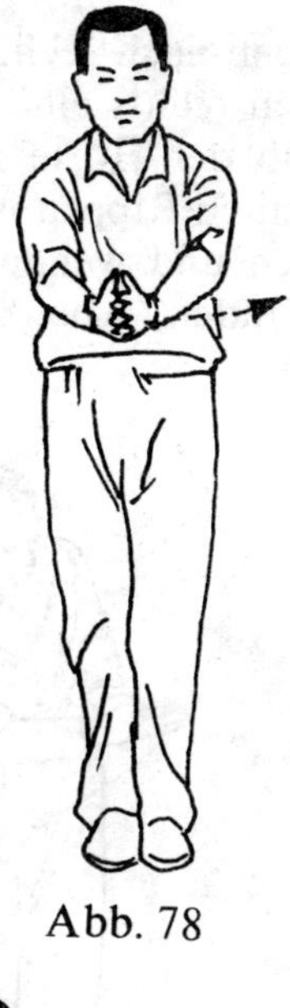

Abb. 78

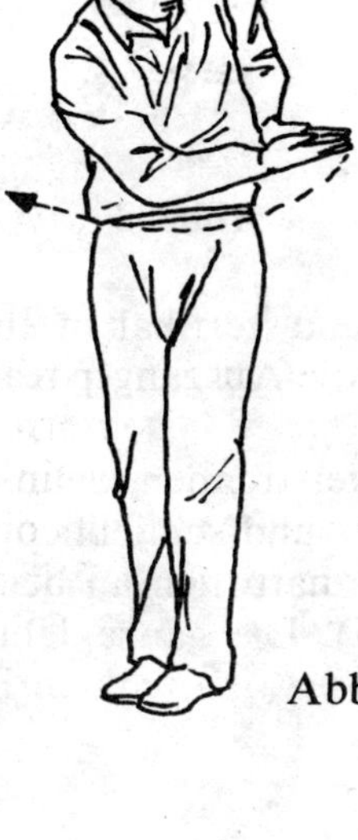

Abb. 79

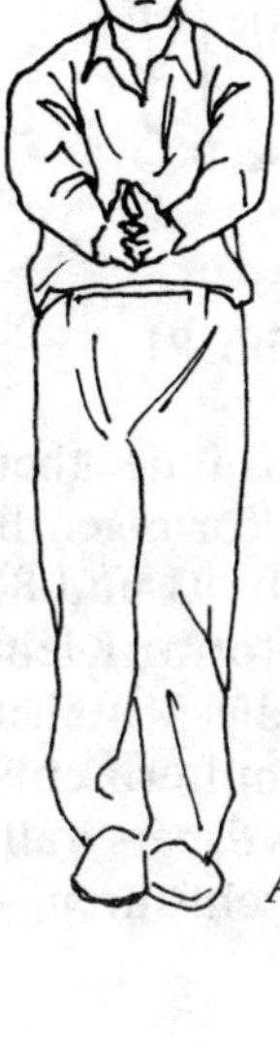

Abb. 80

bogen nach rechts hinten beugen und mit den Händen von links nach rechts eine weitere bogenförmige Bewegung in Höhe oberhalb der Hüfte machen, bis der linke Unterarm dicht an den rechten Rippen ist (Abb. 81). Dann dreht man die Daumen nach oben und wendet den Körper, bis sich die Hände wieder vorn befinden (Abb. 82).

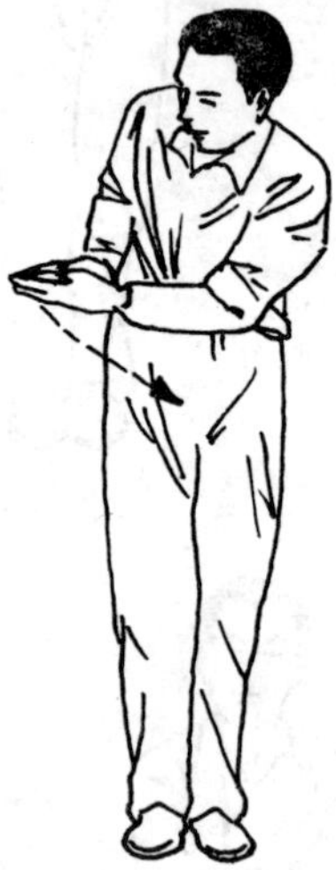

Abb. 81

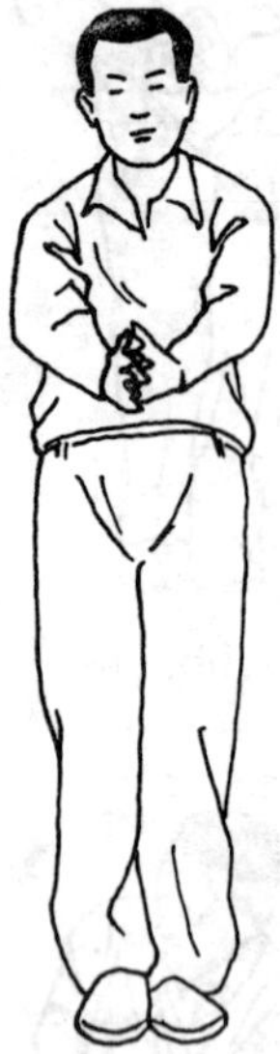

Abb. 82

Nun die Hände über den Kopf heben und vertikal in einer letzten bogenförmigen Bewegung wieder in die Ausgangsposition bringen (Abb. 83 und 84).

Abschlußform: Kleine Finger voneinander trennen, dann die Ringfinger, die Mittelfinger, die Zeigefinger und schließlich die Daumen. Schultern entspannen und Hände natürlich an beiden Seiten des Körpers fallen lassen (Abb. 85). Die ganze Übung sechsmal durchführen.

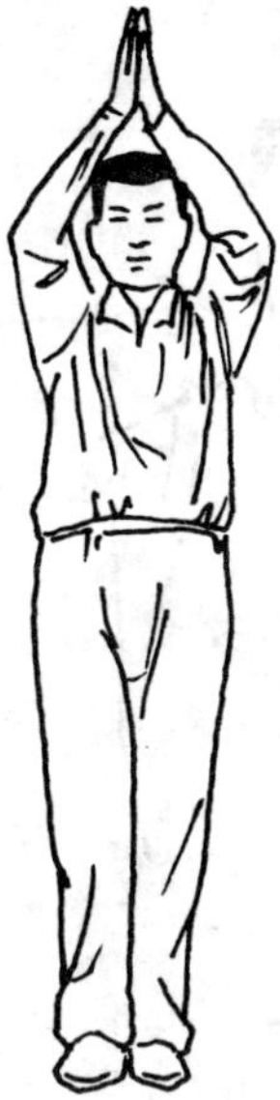

Abb. 83

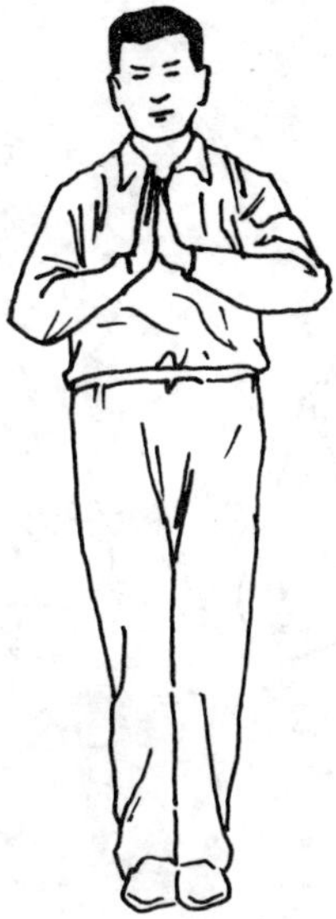

Abb. 84

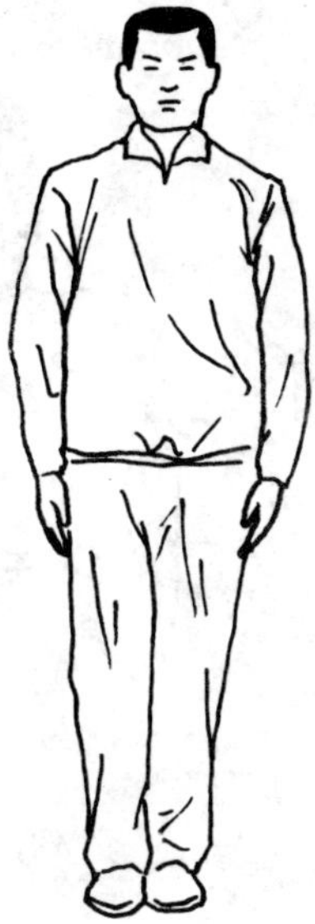

Abb. 85

2. Die Milz stärken und den Magen gesund erhalten

Indikationen: Magenentzündung, Magenschmerzen und Verdauungsstörungen.

Stehende Haltung 2. Den Körper entspannen, die linke Hand auf Brusthöhe heben, die Handfläche nach innen und die Fingerspitzen nach rechts gerichtet. Den Hegu (auf dem Handrücken in der Mulde zwischen dem ersten und zweiten Mittelhandknochen, Abb. 219) öffnen und flach machen. Nun den Ringfinger, den kleinen Finger und den Daumen der rechten Hand krümmen und den Zeige- und Mittelfinger nach unten richten und mit ihren Spitzen, 3 bis 5 cm entfernt, entlang dem Daumen, dem Hegu und dem Zeigefinger der linken Hand 108mal kreisen (Abb. 86). Dann übernimmt die linke Hand diese Rolle (Abb. 87).

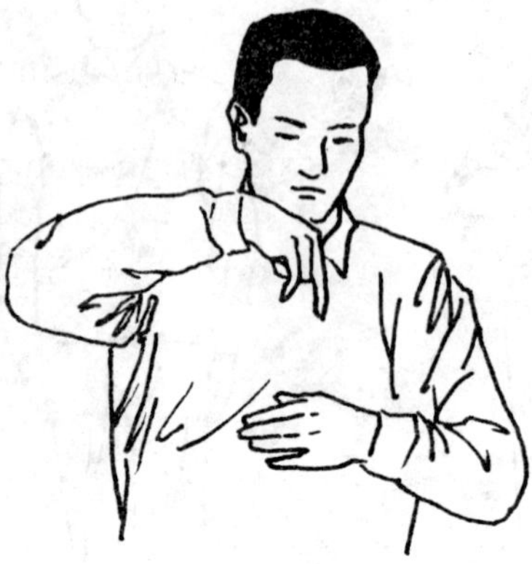

Abb. 86

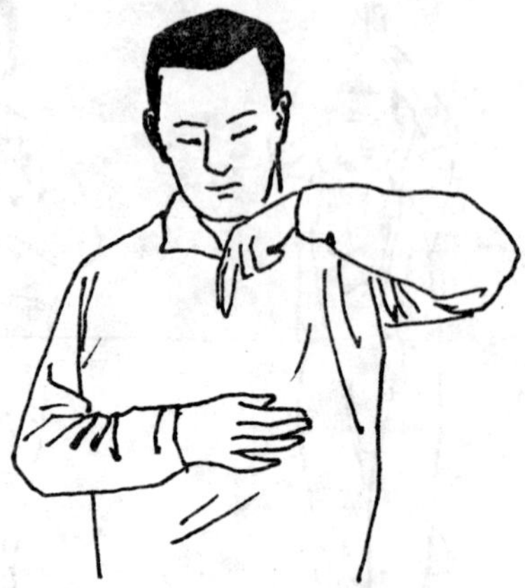

Abb. 87

Die ganze Übung täglich zwei- bis dreimal durchführen, oder man macht sie jeweils dann, wenn man Magenschmerzen hat.

3. Den Punkt Danzhong „bestrahlen“

Indikationen: Magenkälte und -schmerzen.

Stehende haltung 3. Den Körper entspannen, Knie leicht beugen und Hände falten (Abb. 88). Augen halb schließen und auf die Mittelfinger sehen. Nach fünf Minuten die linke Hand 5 bis 10 cm von der Brust entfernt gegen die Stelle 5 *Fen* unterhalb des Danzhong (in der Mitte zwischen den Brustwarzen, Abb. 19) richten und den rechten Laogong (Abb. 20) 5 bis 10 cm entfernt vor den linken Wailaogong (am Handrücken, gegenüber dem Laogong) legen. So bleibt man 10 bis 20 Minuten stehen (Abb. 89). Frauen legen die rechte Hand nach innen und die linke nach außen. Alle anderen Bewegungen sind dieselben wie bei den Männern.

4. Moxibustion des Punkts Shishang

Indikationen: Blähungen, durch übermäßige Nahrungsaufnahme verursachte Verdauungsstörungen und Magenkälte.

Auf einem Sessel sitzen und mit der Moxarolle den Shishang (am zweiten metatarsalen Gelenk der linken und der rechten Fußsohle gelegen, Abb. 90) räuchern. Die Moxibustion zweimal täglich jeweils 20 Minuten vornehmen.

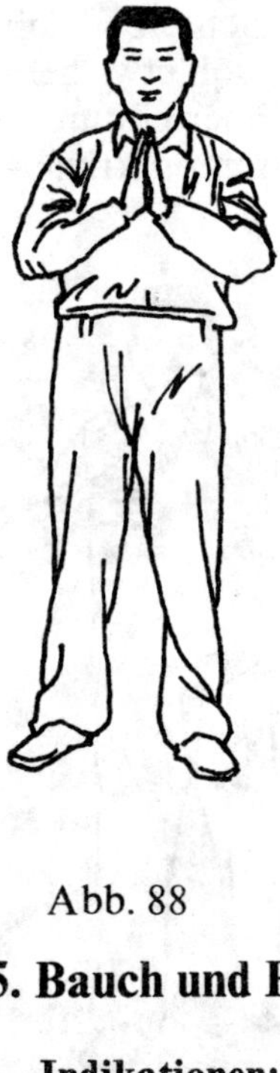

Abb. 88

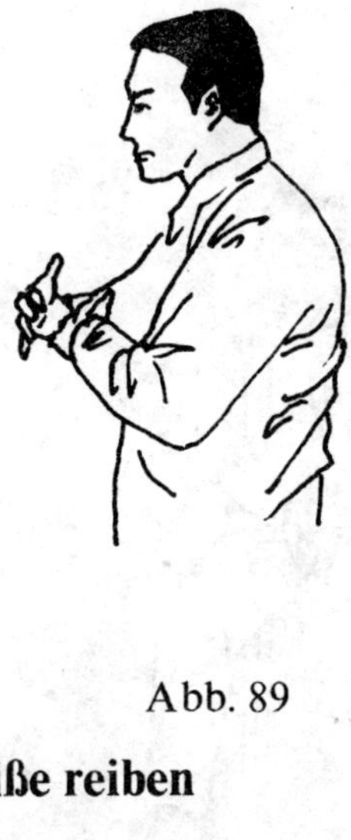

Abb. 89

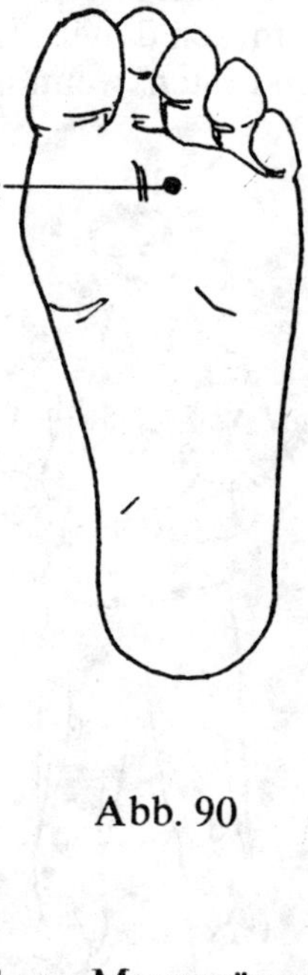

Abb. 90

5. Bauch und Füße reiben

Indikationen: Übelkeit infolge eines Zuviel an Magensäure, Speiseröhrenkrampf.

Stehende Haltung 2. Den Körper entspannen und die Spitzen von Daumen und Zeigefingern aneinander legen. Die Laogong (Abb. 20) fest gegen den Unterbauch pressen und sich dabei vorstellen, es gebe in ihm eine warme Strömung. Dann den Unterbauch zunächst im Uhrzeigersinn und dann in entgegengesetzter Richtung 36mal reiben (Abb. 91). Anschließend auch die Fersen reiben, und zwar 108mal auf und ab.

6. Den Magen „bestrahlen“ und mit den Zehen kratzen

Indikation: Verdauungsstörungen.

Sitzhaltung oder stehende haltung 2. Die Handflächen warm reiben und etwa 10 cm entfernt gegen den Magen richten, gleichzeitig mit allen Zehen den Boden kratzen. Das alles soll etwa zehn Minuten dauern (Abb. 92 und 93). Die Wirkung dieser Übung ist am besten, wenn man sie eine Stunde nach dem Essen praktiziert.

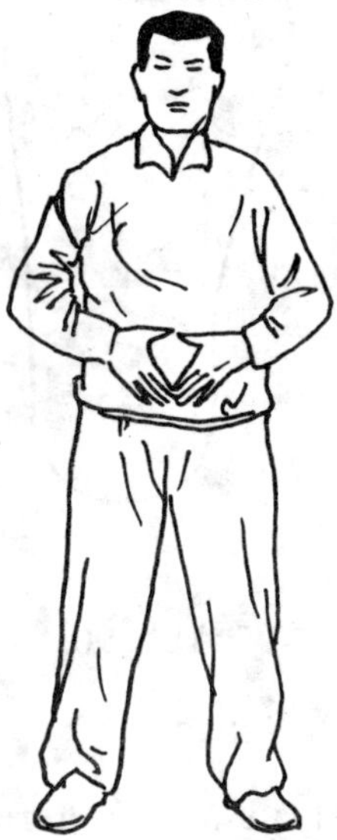

Abb. 91

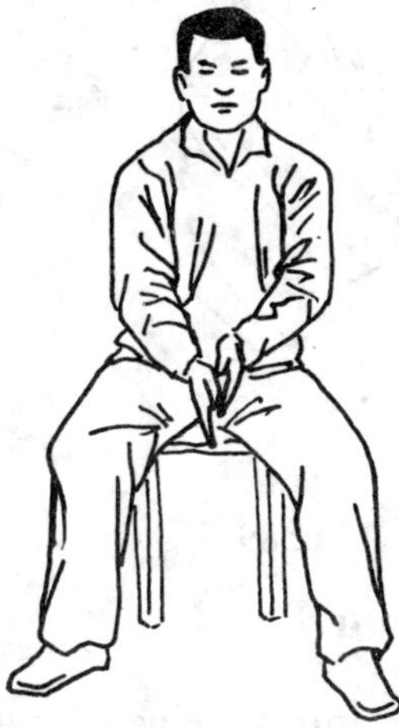

Abb. 92

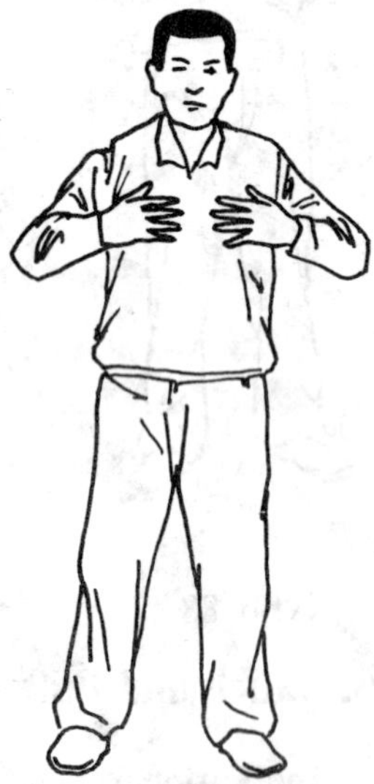

Abb. 93

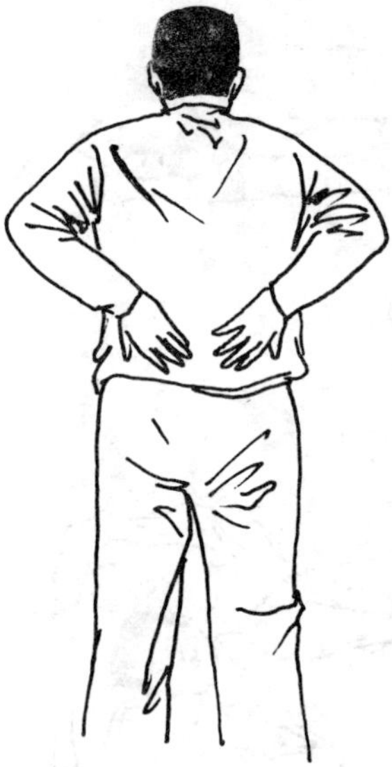

Abb. 94

7. Leiten von Qi zum Danshu

Indikation: Bitteres Gefühl im Mund.

Stehende haltung 2. Den Körper entspannen, die Handflächen warm reiben und dann die Danshu (unterhalb und 1,5 *Cun* seitlich des Fortsatzes des zehnten Brustwirbels) reiben, und zwar 64mal auf und ab (Abb. 94). Währenddessen drückt man die Zungenspitze gegen den Gaumen, und sobald sich Speichel ansammelt, schluckt man ihn hinunter.

8. Leiten von Qi während des Liegens

Indikation: Übelkeit.

Auf dem Rücken liegen und den Körper entspannen, die Beine ausstrecken und die Arme natürlich an den Körperseiten liegen lassen (Abb. 95). Dann den linken Fuß auf den rechten Fußrücken legen und tief und gleichmäßig 24mal durch die Nase atmen (Abb. 96). Anschließend den rechten Fuß auf den linken Fußrücken legen und wiederum tief und gleichmäßig 24mal atmen (Abb. 97).

9. Konzentration auf die Fingernägel

Indikationen: Übelkeit und Durchfall.

Stehende Haltung 3. Den Körper entspannen und die Arme anwinkeln, die Hände in Schulterbreite und in gleicher Höhe mit den Ellbogen halten. Die Finger leicht voneinander trennen und lockern. Nun konzentriert man sich auf die Fingernägel und stellt sich dabei vor, sie würden sich abtrennen. Die Übung dauert 10

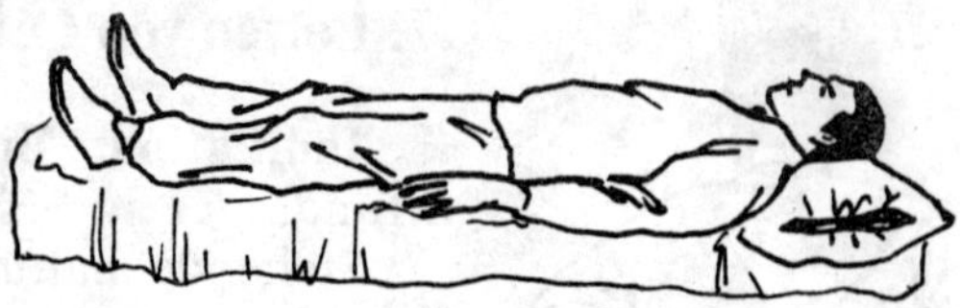

Abb. 95

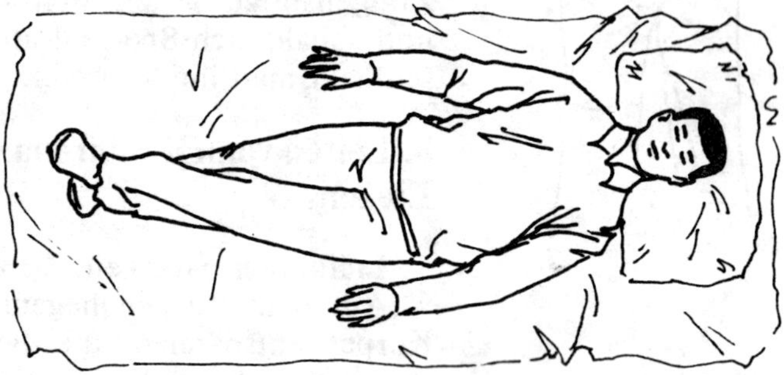

Abb. 96

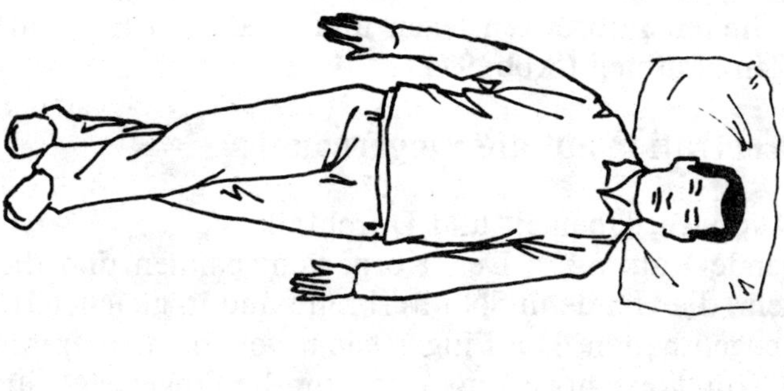

Abb. 97

bis 20 Minuten (Abb. 98).

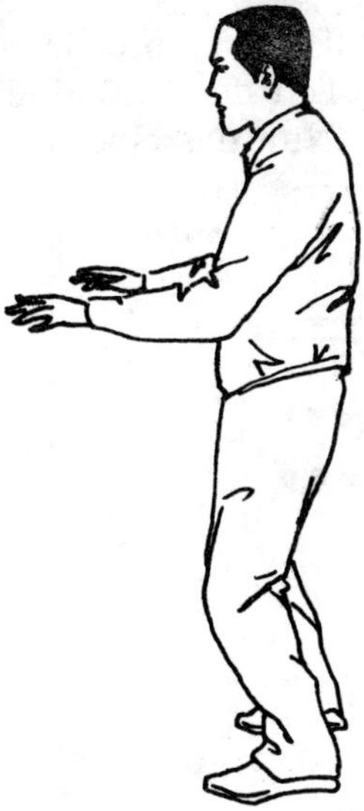

Abb. 98

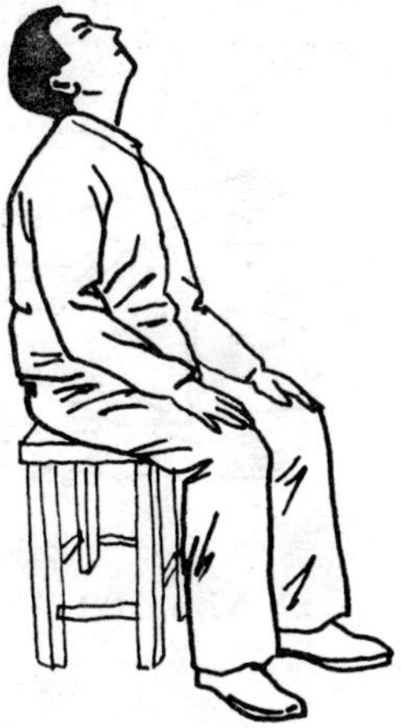

Abb. 99

10. Leiten von Qi durch die Atmung

Indikationen: Verdauungsstörungen, Trunkenheit.

Sitzhaltung. Den Körper entspannen, den Kopf nach hinten neigen und das Gesicht gegen den Himmel richten. Nun tief und gleichmäßig 24mal durch die Nase ein- und durch den Mund ausatmen (Abb. 99).

11. Leiten von Qi durch die Atmung

Indikationen: Bauchkälte und -schmerzen.

Auf dem Rücken liegen, die Füße schulterbreit auseinander, die Fußspitzen natürlich nach außen gerichtet, und den Körper entspannen (Abb. 100). Nun 12mal natürlich atmen, dann 36mal durch den Mund tief in den Bauch einatmen und durch die Nase langsam ausatmen.

12. Reiben der Fußsohlen

Indikationen: Blähungen und durch übermäßige Nahrungsaufnahme verursachte Verdauungsstörungen.

Sitzhaltung einnehmen, den linken Fuß auf das rechte Bein legen und mit der rechten Hand den oberen Teil der Fußsohle kräftig reiben, und zwar 108mal auf und ab. Nun dasselbe mit dem rechten Fuß (Abb. 101).

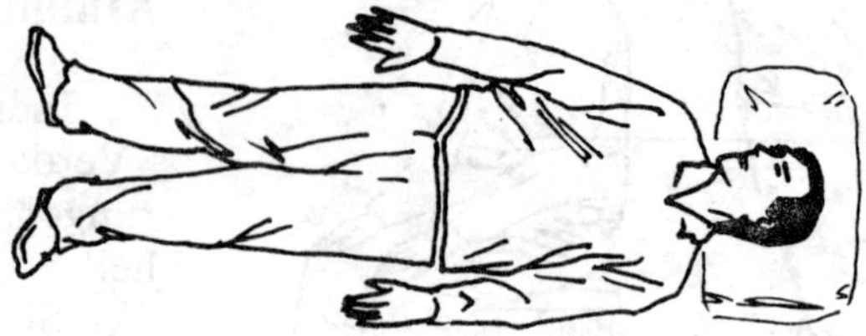

Abb. 100

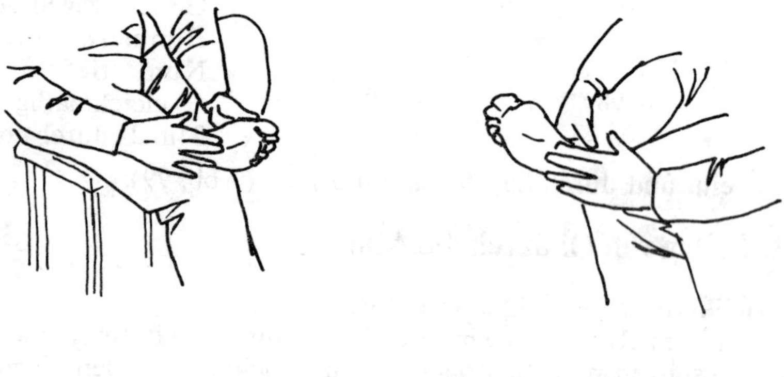

Abb. 101

13. Moxibustion unter dem Nabel

Indikationen: Bauchwassersucht und Darmgeräusche.

Auf einem Sessel sitzen oder im Bett liegen und mit der Moxarolle die Stelle 3 *Fen* unter dem Nabel 15 Minuten räuchern

(Abb. 102).

14. Sich auf die Punkte Zhangmen konzentrieren

Indikationen: Durchfall, Verdauungsstörungen und Rückenschmerzen.

Stehende Haltung 2. Den Körper entspannen und sich auf die Punkte Zhangmen unterhalb des freien Endes der 11. Rippe konzentrieren (Abb. 103). Die Übung jeden Morgen und Abend jeweils 20 Minuten machen.

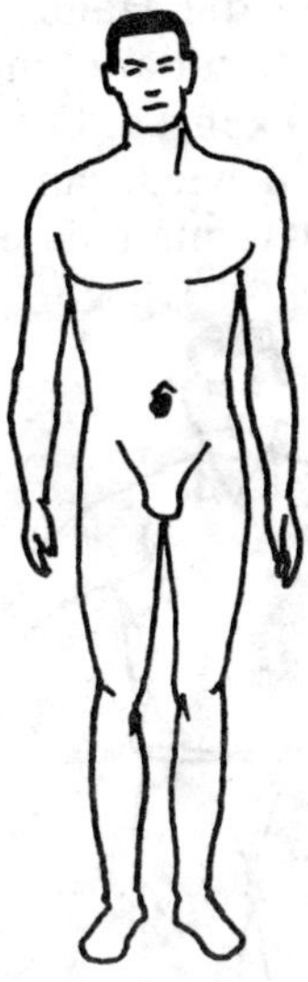

Abb. 102

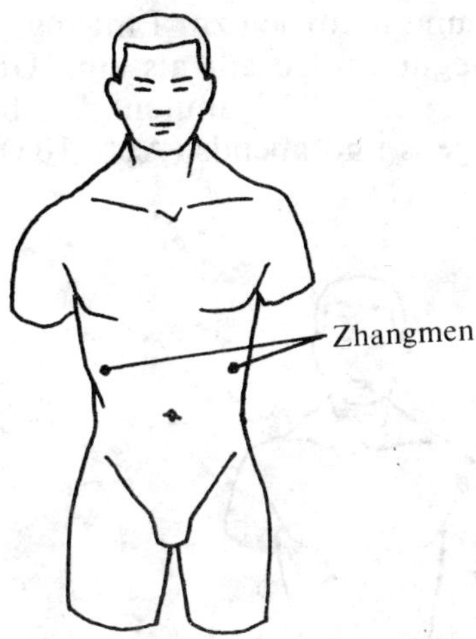

Abb. 103

15. Sich auf den Punkt Qihai konzentrieren

Indikationen: Darm- und Blasenerkrankungen.

Stehende haltung 2. Den Körper entspannen und sich auf den

Punkt Qihai 1,5 *Cun* unter dem Nabel konzentrieren (Abb. 104). Die Übung jeden Morgen und Abend jeweils 20 Minuten machen.

16. Sich auf die Daumen und Zeigefinger konzentrieren

Indikationen: Chronische Darmentzündung, Dysenterie und Pollakisurie.

Stehende Haltung 2. Geradeaus blicken, die Arme seitlich um 45° anheben, die Handflächen nach vorn und die Daumen nach oben gerichtet und die Hegu (Abb. 219) geöffnet. Sich auf die Daumen und Zeigefinger konzentrieren. Nun die Handflächen möglichst weit nach vorn und hinten drehen, sich dann entspannen und natürlich zur Eingangsposition zurückkehren. Die ganze Bewegungsfolge gilt als eine Übung, und man wiederholt diese Übung etwa 20 Minuten. Am besten praktiziert man sie einmal morgens und abends (Abb. 105).

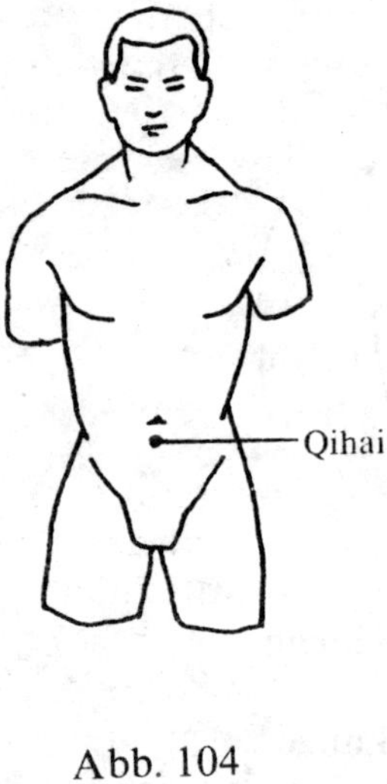

Abb. 104

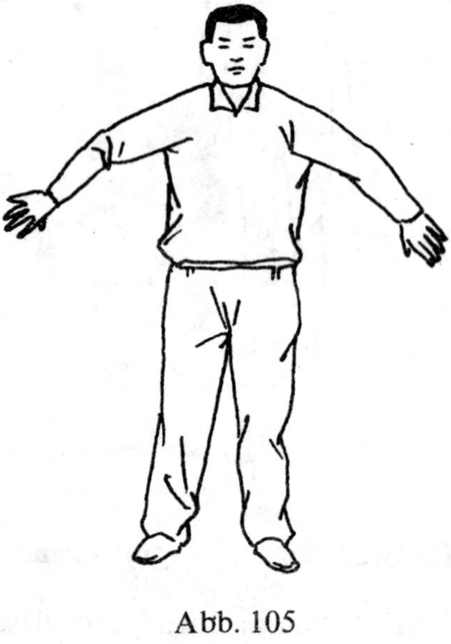

Abb. 105

17. Konzentration gegen Verstopfung

Indikationen: Altersverstopfung und habituelle Verstopfung.

Stehende Haltung 2. Geradeaus blicken und die Arme seitlich um 45° anheben.

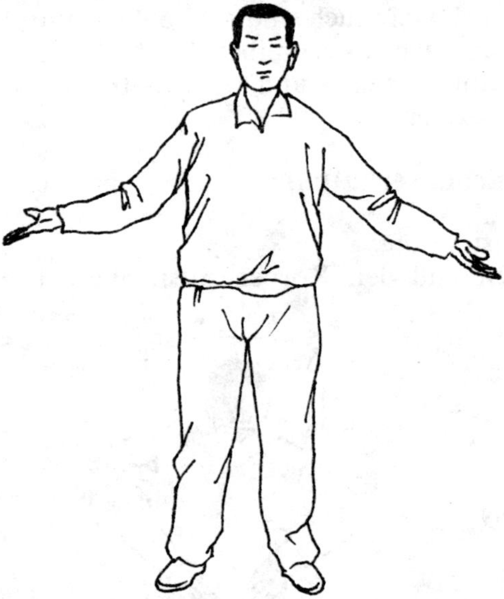

Abb. 106

Sich vorstellen, daß die Daumen und Zeigefinger voneinander gespreizt sind, und die Handflächen möglichst nach oben und hinten drehen (Abb. 106). Sich dann entspannen und zur Eingangsposition zurückkehren. Diese Übung 20 Minuten wiederholen und am besten jeweils vor dem Schlafen praktizieren. In der Regel stellt sich der Erfolg schon am gleichen Abend oder am nächsten Morgen ein.

Alte und schwache Menschen, die nicht in der Lage sind, die Übung stehend zu machen, können eine Sitzhaltung einnehmen und sich mit den Zeigefingern jeweils von den Jingming (ein *Fen* oberhalb des inneren Augenwinkels) entlang der beiden Seiten der Nase bis zu den Yingxiang (zwischen dem Mittelpunkt des Außenrands der Nasenflügel und der nasolabialen Furche) streichen und sich dabei auf den Unterbauch und den After konzentrieren. Die Übung insgesamt 108mal wiederholen und jeden Morgen und Abend praktizieren.

18. Leiten von Qi durch das Reiben der Rippen

Indikationen: Verstopfung und Blähsucht.

Auf einer nicht zu weichen Unterlage liegen, sich entspannen und möglichst an nichts denken. Mit den Händen fünf bis zehn Minuten erst die Rippen von oben nach unten, dann vorn von unterhalb der Brust bis zum Unterbauch und schließlich hinten vom Rand der Achselhöhlen nach unten reiben (Abb. 107 und 108). Anschließend 36mal durch den Mund tief einatmen und durch die Nase langsam ausatmen.

19. Sich wie eine Schildkröte verhalten

Indikation: Schwere Verstopfung.

Auf dem Rücken liegen und den Körper entspannen. Die

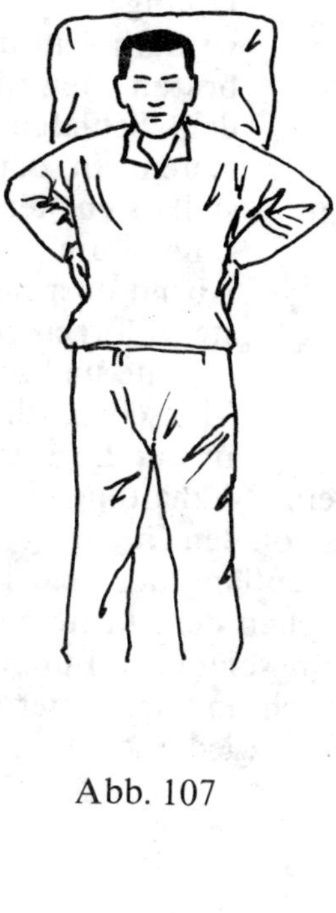

Abb. 107

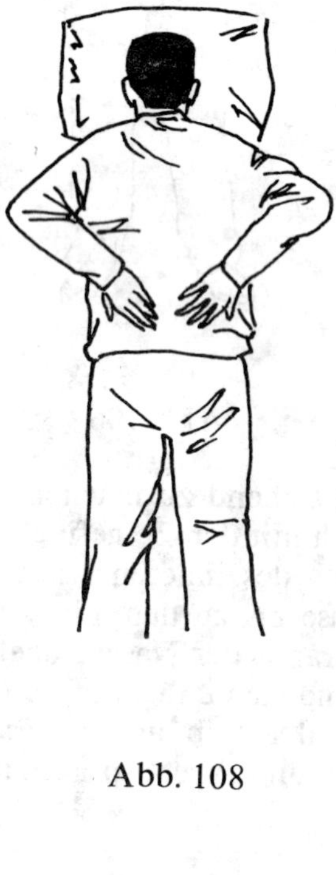

Abb. 108

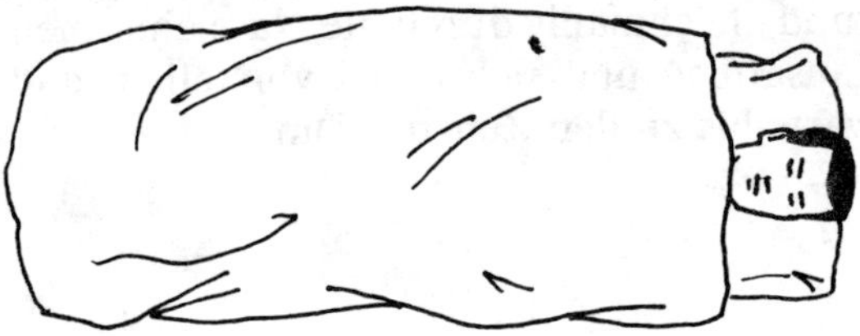

Abb. 109

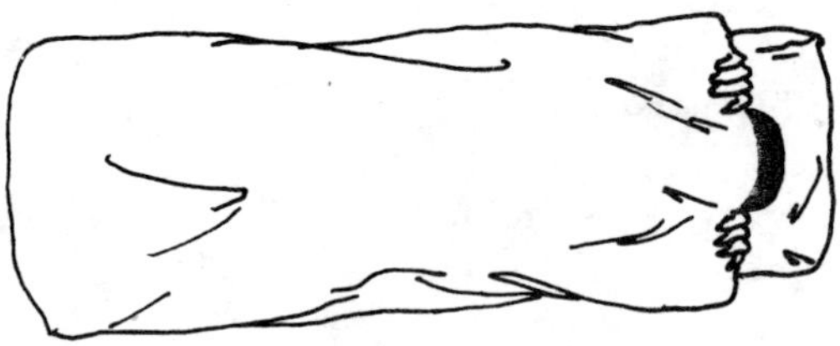

Abb. 110

Decke bis zum Hals hochziehen und mit Händen ihren Rand halten (Abb. 109). Sich vorstellen, daß es im Bauch unter dem Nabel Luft gebe. Sie in Gedanken zunächst 36mal im Uhrzeigersinn und dann 36mal in entgegengesetzter Richtung kreisen lassen. Dann einen Zug Luft tief in den Bauch einatmen, den Atem anhalten und den Kopf möglichst tief in die Decke zurückziehen (Abb. 110). Nun den Kopf wie eine Schildkröte langsam wieder aus der Decke strecken und langsam ausatmen. Das alles 24mal wiederholen.

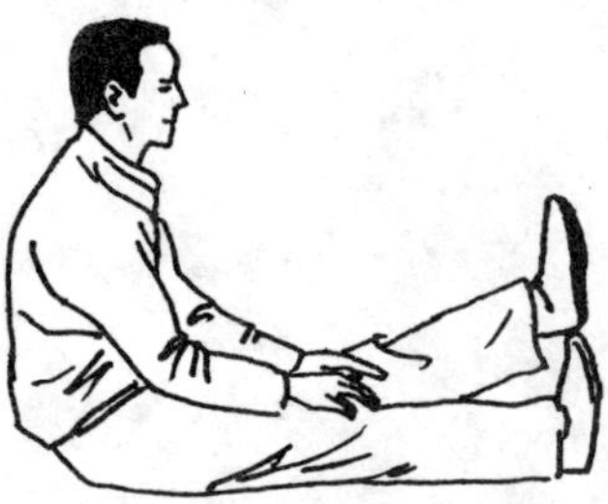

Abb. 111

20. Leiten von Qi in die Zehen

Indikationen: Schluckauf und Geschwulst in der Bauchhöhle.

Auf einer harten Unterlage sitzen, den Körper entspannen. Die Beine strecken, die rechte Fußspitze nach oben richten, den linken Fußrücken spannen und die linke Ferse auf die rechten Zehen legen (Abb. 111).

Gleichzeitig 36mal tief und gleichmäßig durch die Nase einatmen und durch den Mund ausatmen und sich dabei vorstellen, daß Luft von der Brust abwärts bis zu den Zehen ströme.

Kapitel VII Das Atmungssystem

1. Leiten von Qi durch das Anhalten des Atems

Indikationen: Husten, Schluckauf.

Stehende Haltung 2. Den Körper entspannen, durch die Nase tief und langsam einatmen und gleichzeitig den Kopf langsam nach links wenden (Abb. 112). Den Atem einen Augenblick anhalten und nach links blicken. Dann langsam ausatmen. Nun wiederum durch die Nase tief und langsam einatmen und gleichzeitig den Kopf langsam nach hinten drehen (Abb. 113). Den Atem einen Augenblick anhalten und nach hinten blicken. Dann langsam ausatmen und den Kopf wieder nach vorn drehen. Schließlich in gleicher Weise den Kopf nach rechts wenden (Abb. 114 und 115). Die ganze Bewegungsfolge zwölfmal wiederholen.

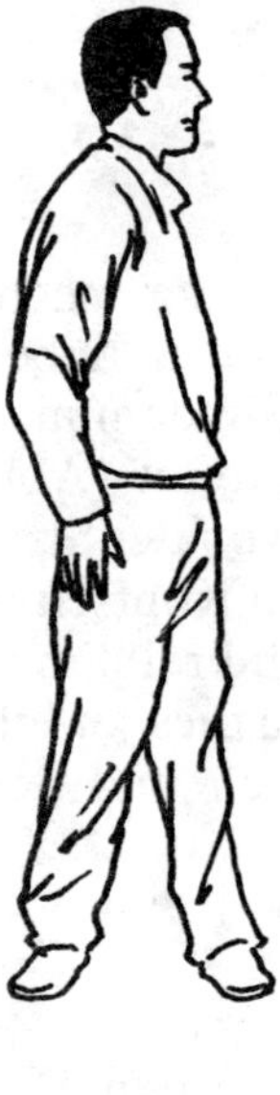

Abb. 112

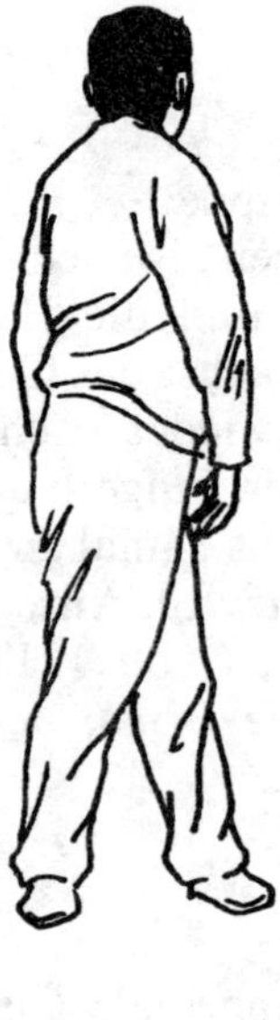

Abb. 113

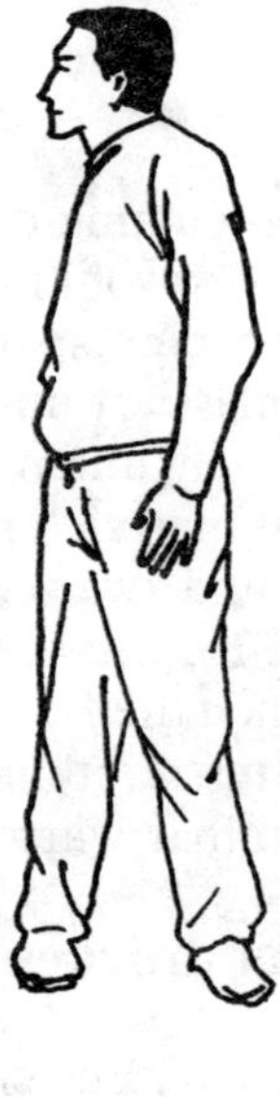

Abb. 114

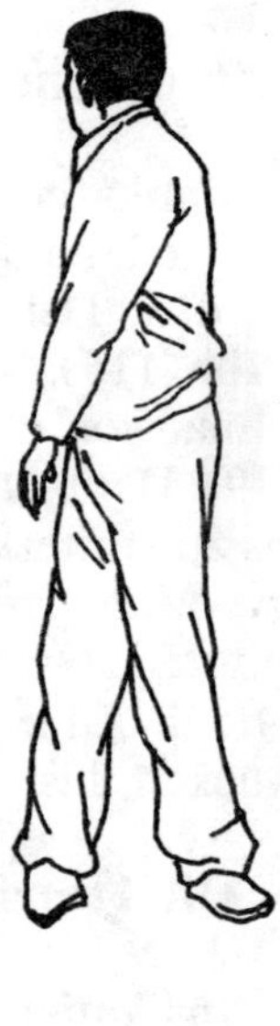

Abb. 115

2. Leiten von Qi durch hustendes Ausatmen

Indikationen: Husten, Schluckauf.

Sitzhaltung, den Körper entspannen (Abb. 116). Durch die Nase tief, langsam und gleichmäßig einatmen und den Atem einen Augenblick anhalten. Dann die Atemluft hustenweise ausstoßen und wieder einatmen. Dies 12- bis 24mal wiederholen. Die Übung jeden Morgen und Abend einmal praktizieren.

3. Atemübung zum Schwitzen

Indikation: Erkältung.

Sitzhaltung, den Körper entspannen (Abb. 117). Möglichst an nichts denken und die Augen leicht schließen. Durch die Nase tief, langsam und gleichmäßig einatmen. Den Atem möglichst lang anhalten und dann langsam ausatmen. Diese Übung solange wiederholen, bis man ins Schwitzen kommt.

4. Trockenes Bad

Indikation: Vorbeugung der Grippe.

Die Übung kann sowohl im Sitzen als auch im Stehen gemacht werden. Den Körper entspannen und die Hände warm reiben (Abb. 118). Man massiert nun zunächst das Gesicht, in dem man 64mal von oben nach unten und wieder nach oben reibt (Abb. 119). Dann kämmt man sich mit den Fingern 64mal von der Stirn bis zu Hinterkopf und zwar ebenfalls 64mal an beiden Kopfseiten (Abb. 120), bis die Kopfhaut warm wird. Anschließend reibt man mit den Handflächen die Fußsohlen (Abb. 121), auch dies jeweils 64mal. Zum Schluß reibt man die Brust, den Bauch und den Rücken, bis sie fühlbar warm sind.

5. Die Handteller drücken

Indikationen: Keuchhusten, unnormale Gefühle in den Fingern.

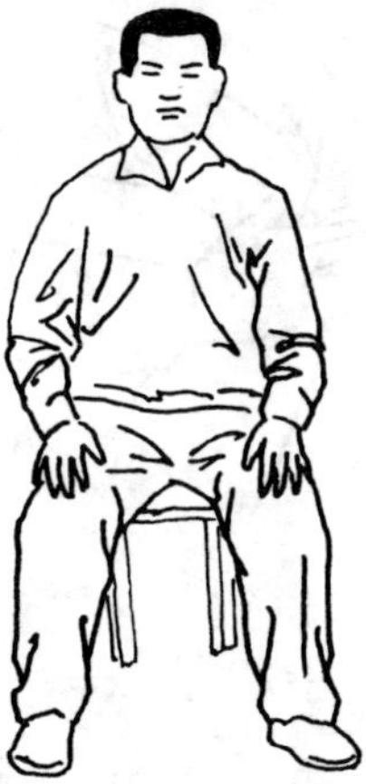

Abb. 116

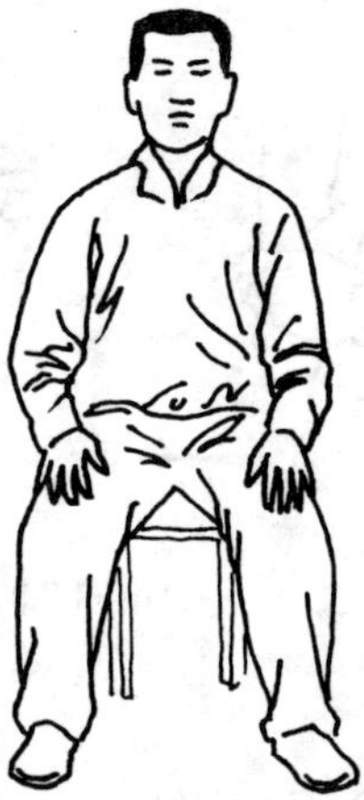

Abb. 117

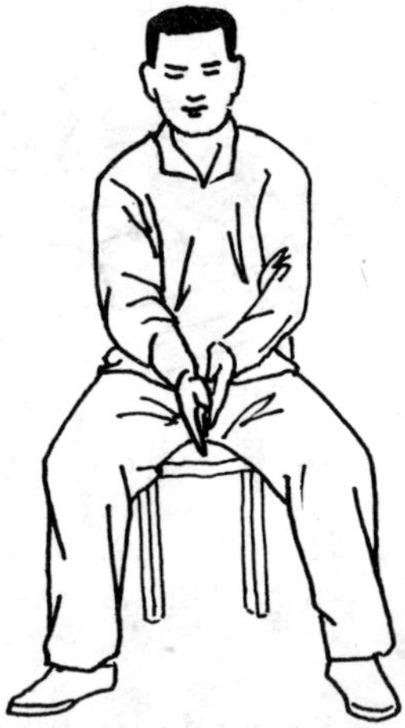

Abb. 118

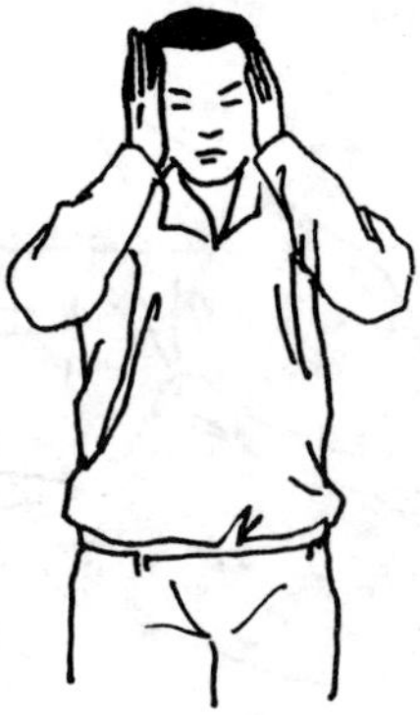

Abb. 119

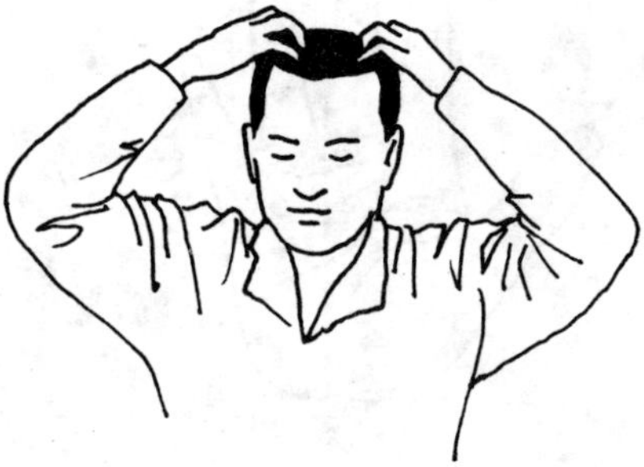

Abb. 120

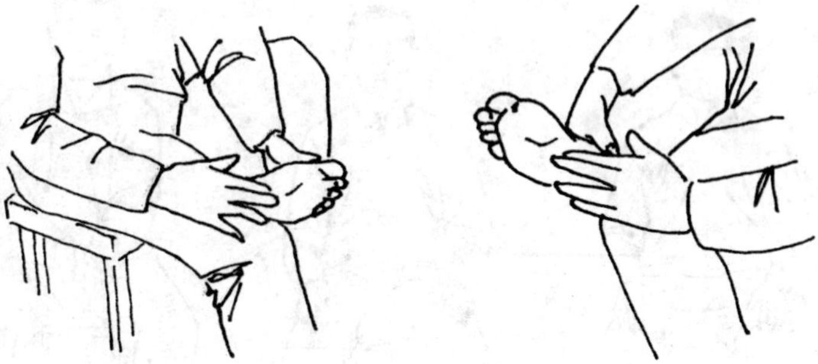

Abb. 121

Stehende Haltung 2. Den Körper entspannen, die linke Hand nach vorn strecken, die Handfläche nach oben gerichtet. Mit dem rechten Daumen 64mal den Handteller drücken. Dann ebenso mit der rechten Hand verfahren (Abb. 122 und 123).

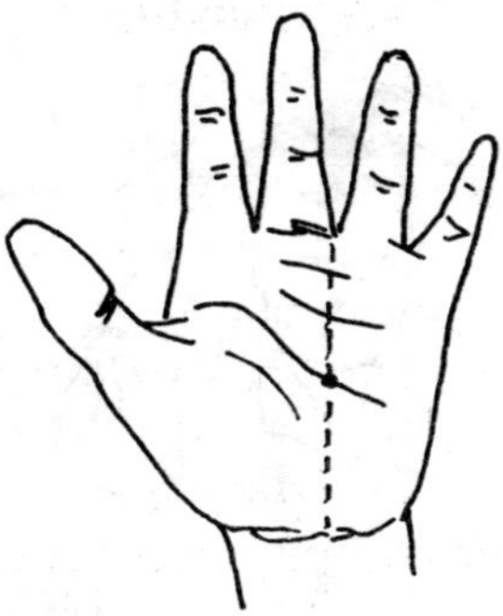

Abb. 122

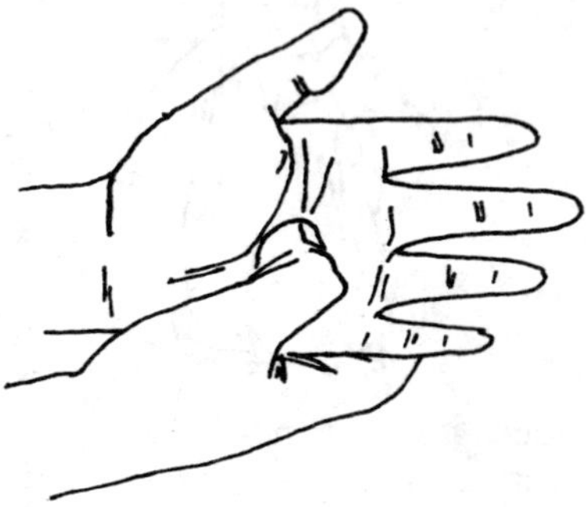

Abb. 123

6. Regulierung des Atems zur Senkung des Fiebers

Indikationen: Fieber und Rückenschmerzen.

Ohne Kopfkissen auf dem Bauch liegen, die Beine strecken, die Arme gestreckt an beide Körperseiten legen. Den Mund leicht schließen und durch die Nase 64mal tief, langsam und gleichmäßig atmen. Dabei sich vorstellen, daß beim Einatmen die Luft tief in den Bauch strömt und beim Ausatmen sie aus den Poren der Haut dringt (Abb. 124).

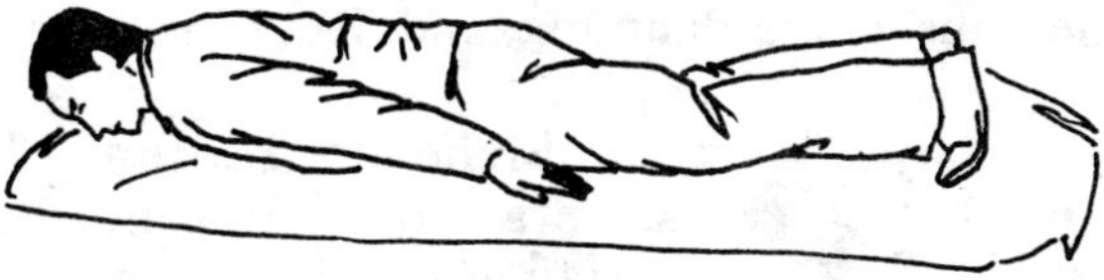

Abb. 124

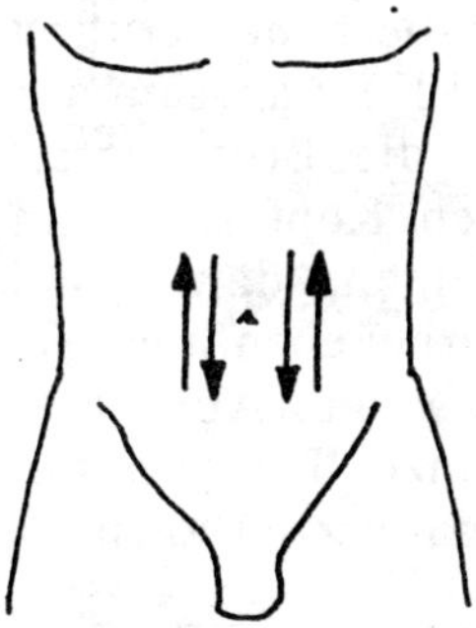

Abb. 125

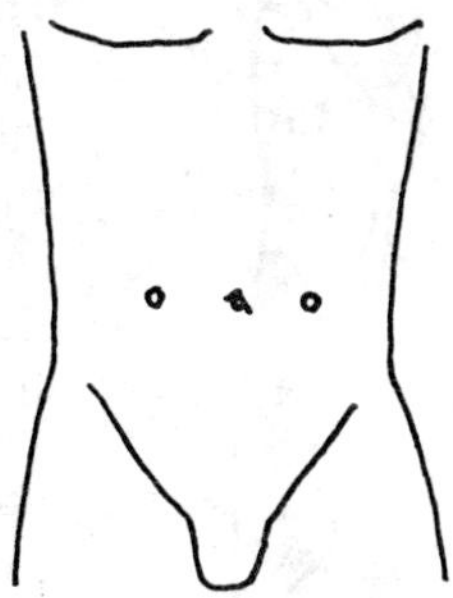

Abb. 126

7. Reiben und Moxibustieren des Bauchs

Indikation: Hyperhidrose.

Stehende Haltung 2. Den Körper entspannen, die Hände warm reiben und dann den Bauch beiderseits des Nabels massieren, indem man die Stellen 108mal auf- und abwärts reibt (Abb. 125).

Mit der Moxarolle die 3,5 *Cun* seitlich des Nabels befindlichen Stellen (Abb. 126) 20 Minuten räuchern, täglich einmal.

Kapitel VIII Das Bewegungssystem

1. Wirbelbewegung

Indikationen: Funktionsstörung der Wirbelnerven, Halswirbelerkrankungen, Lendenmuskelüberdehnung und Rückenschmerzen.

Stehende Haltung 2. Geradeaus blicken, die Hände vor die Beinen bewegen, die Brust zurückziehen, die Knie beugen und den Kopf leicht nach vorn neigen, bis die Hände die Knie berühren (Abb. 127). Langsam aufstehen, die Brust heraus und den Kopf nach hinten neigen, damit sich der Wirbel ebenfalls nach hinten neigt (Abb. 128). Die ganze Bewegungsfolge 36mal wiederholen.

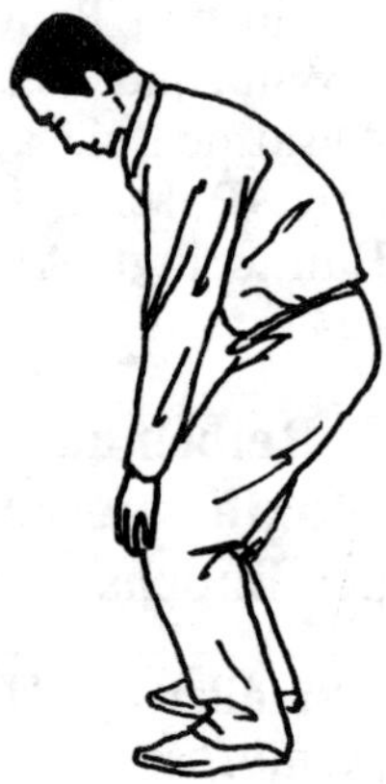

Abb. 127

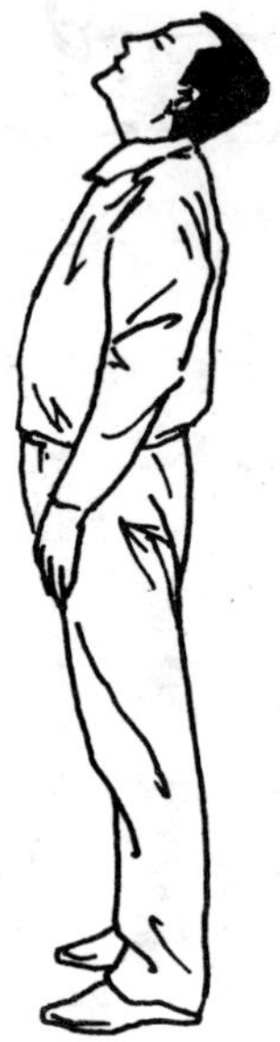

Abb. 128

2. Die Punkte Xinshe kneten

Indikationen: Halsmuskelkrampf und Bewegungsstörungen der oberen Gliedmaßen.

Aufrecht sitzen, den Kopf leicht neigen und den Hals entspannen. Mit den Fingern die beiden Punkte Xinshe (an der Spitze des transversalen Fortsatzes des vierten Halswirbels und dem Außenrand des Trapezmuskels, 1,5 *Cun* vom hinteren Haar-

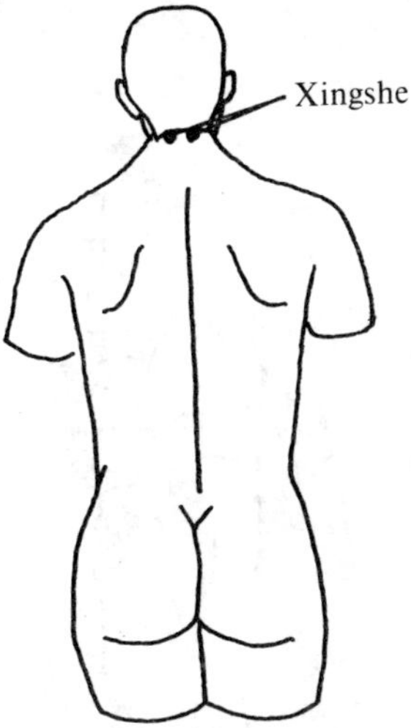

Abb. 129

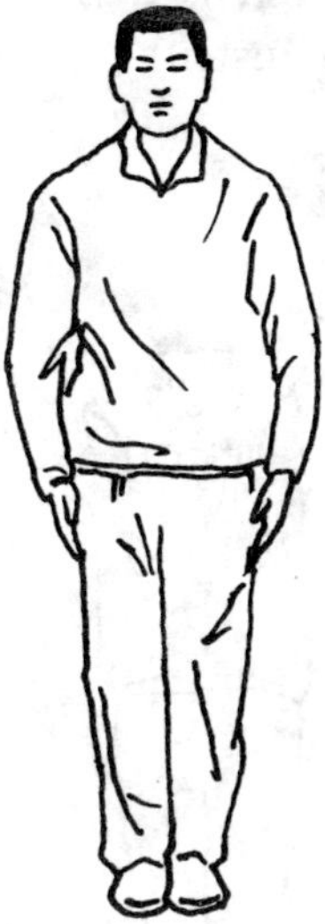

Abb. 130

ansatz entfernt, Abb. 129) 108mal kneten. Diese Übung morgens und abends praktizieren.

3. Arme zur Regulierung des Atems drehen

Indikationen: Armschmerzen, Gefühllosigkeit in den Armen.

Stehende Haltung

1. Den Körper entspannen und möglichst an nichts denken (Abb. 130). Durch die Nase langsam einatmen und sich dabei vorstellen, daß die Luft in den Mingmen (in der Mulde unter dem Fortsatz des zweiten Lendenwirbels, Abb. 57) strömt. Dann langsam ausatmen und sich dabei vorstellen, daß die Luft aus diesem Akupunkturpunkt in den Nabel strömt. Dies 36mal wiederholen.

Anschließend geradeaus blicken und die Arme von vorn über den Kopf heben, die Handflächen zueinander gerichtet und die Fingerspitzen nach oben weisend (Abb. 131). Die Hände jeweils dreimal nach vorn und außen und dann nach hinten und außen drehen (Abb. 132). Die Arme entspannen und natürlich an die Körperseiten fallen lassen. Die ganze Bewegung siebenmal wiederholen.

Arme lose an die Körperseiten fallen lassen, die Handflächen nach hinten drehen und die Arme siebenmal langsam nach hinten bewegen. Dabei daran denken, daß die Krankheit durch die beiden Laogong (Abb. 20) austritt (Abb. 133).

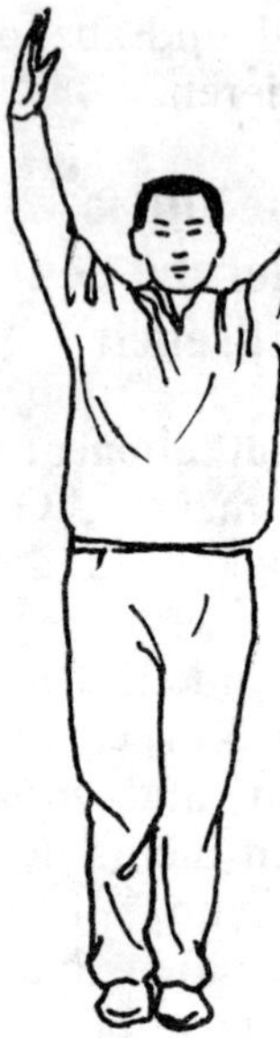

Abb. 131

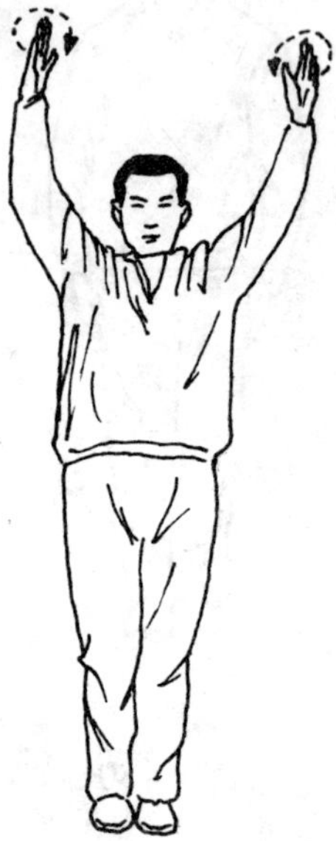

Abb. 132

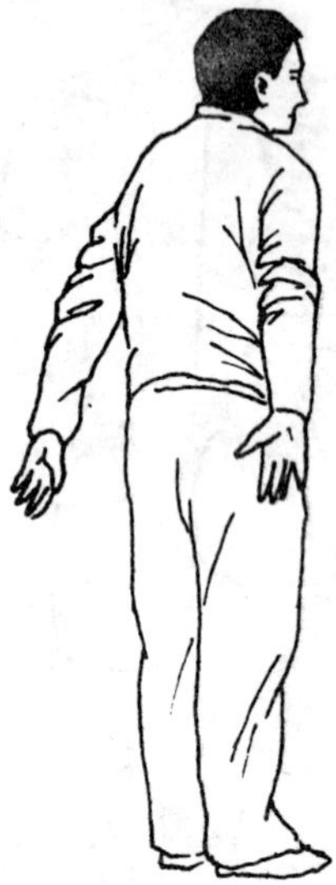

Abb. 133

4. Sich auf die Punkte Jianjing konzentrieren

Indikationen: Durch Zug verursachte Schulterschmerzen, Periarthritis humeroscapularis, Schulterschmerzen und Schultergelenkknochenwucherung.

Stehende Haltung 2. Den Körper entspannen und sich auf die Punkte Jianjing (am Mittelpunkt zwischen dem Fortsatz des siebten Halswirbels und dem Akromion, Abb. 134) konzentrieren. Die Wirkung des *Qi* und Blutes auf die oberen Gliedmaßen kann dadurch gestärkt und ihre Funktionen können verbessert werden. Die Konzentration soll 20 Minuten dauern und jeden

Morgen und Abend praktiziert werden.

5. Schultern, Ellbogen und Handgelenke bewegen

Indikationen: Rheumatische Schulter-, Ellbogen- und Handgelenkkrankheiten.

Stehende Haltung 2. Geradeaus blicken und den Körper entspannen (Abb. 135).

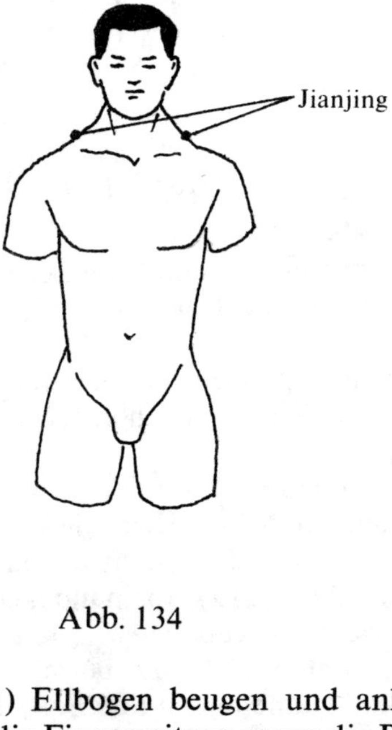

Abb. 134

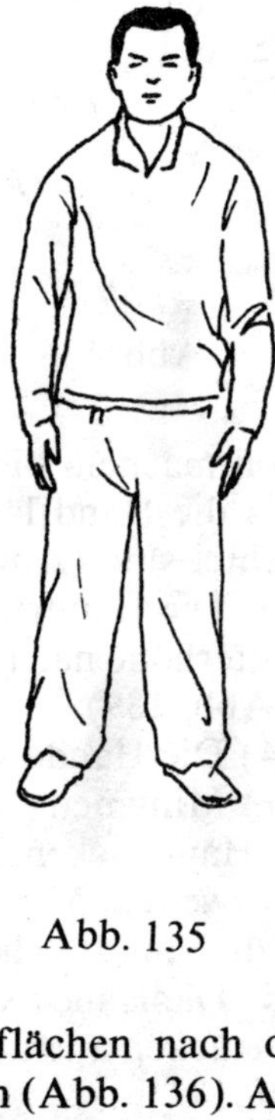

Abb. 135

(1) Ellbogen beugen und anheben, Handflächen nach oben und die Fingerspitzen gegen die Rippen richten (Abb. 136). Arme parallel in Schulterbreite und etwas über Nabelhöhe nach vorn strecken, die Handflächen nach oben und die Fingerspitzen nach vorn gerichtet (Abb. 137).

(2) Mit den Händen eine Kreisbewegung nach außen und

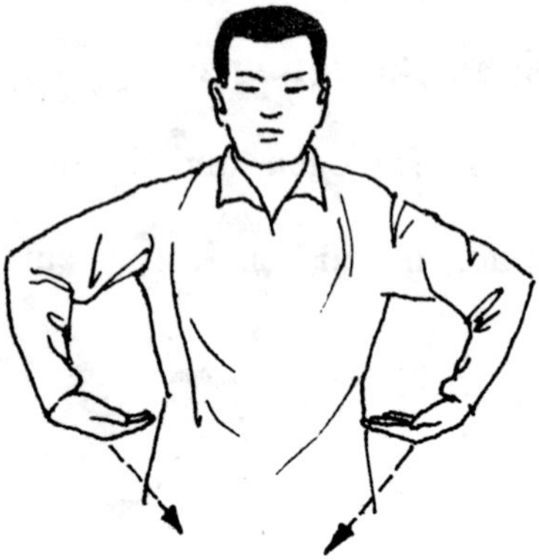

Abb. 136

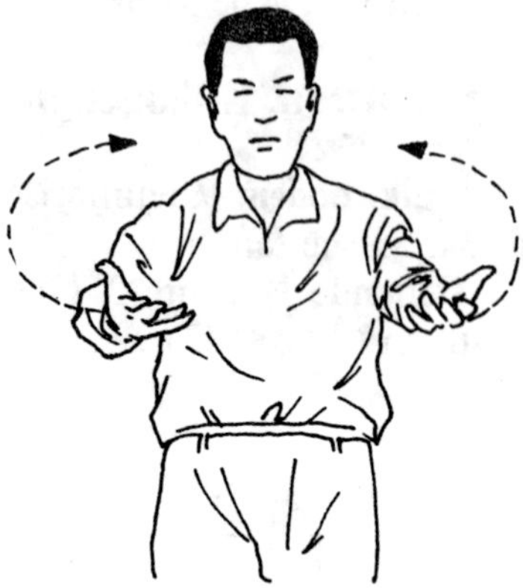

Abb. 137

hinten machen, bis die Mittelfinger sich vor der Nase berühren, wobei die Handflächen nach vorn und die Daumen nach unten gerichtet sind (Abb. 138).

(3) Die Handrücken gegeneinander pressen und die Hände in Schulterhöhe nach vorn strecken, die Daumen nach unten gerichtet (Abb. 139).

(4) Die Hände wie beim Schwimmen nach hinten bis vor den Punkt Mingmen (Abb. 57) bewegen, die beiden Hegu (jeweils auf dem Handrücken und in der Mulde zwischen dem ersten und dem zweiten Mittelhandknochen, Abb. 219) aneinander legen und die Handflächen nach oben richten (Abb. 140).

(5) Die Hände kreisförmig von hinten nach vorn bewegen, die Handrücken aneinander legen, die Daumen nach unten gerichtet (Abb. 141).

(6) Die Ellbogen nach hinten bewegen und gleichzeitig die Hände vor die Brust ziehen, die Mittelfinger berühren sich, die Handflächen sind nach vorn und die Daumen nach unten gerichtet (Abb. 142).

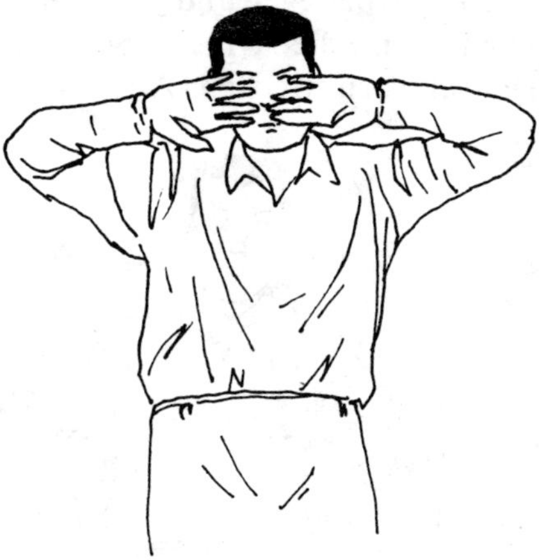

Abb. 138

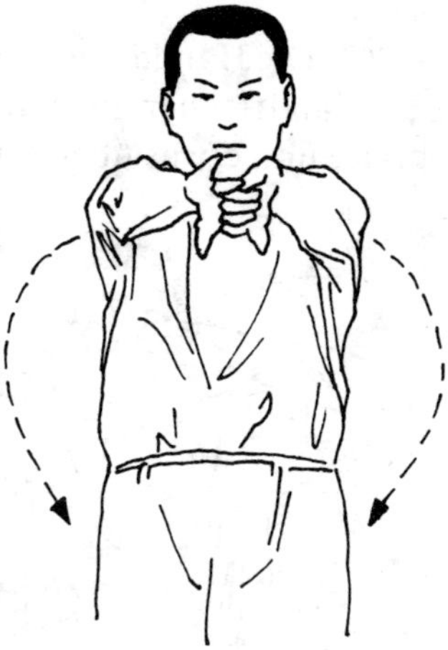

Abb. 139

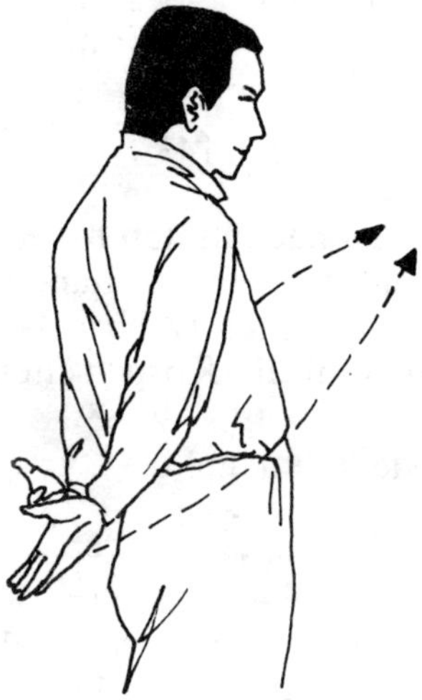

Abb. 140

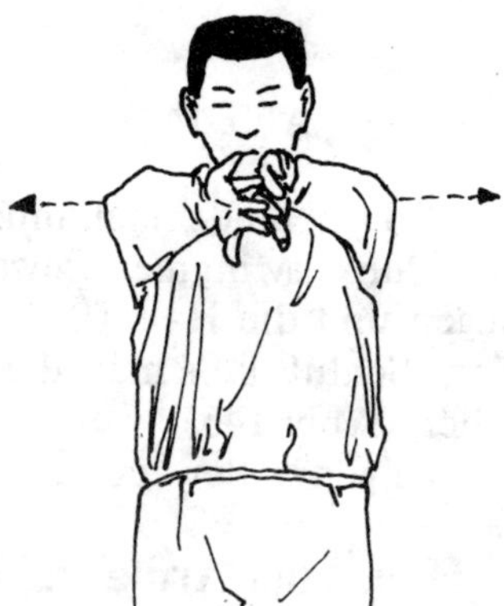

Abb. 141

(7) Die Hände kreisförmig nach außen bewegen und gleichzeitig die Handflächen nach oben drehen. Dann die Arme in Schulterbreite und etwas über Nabelhöhe nach vorn strecken (Abb. 143).

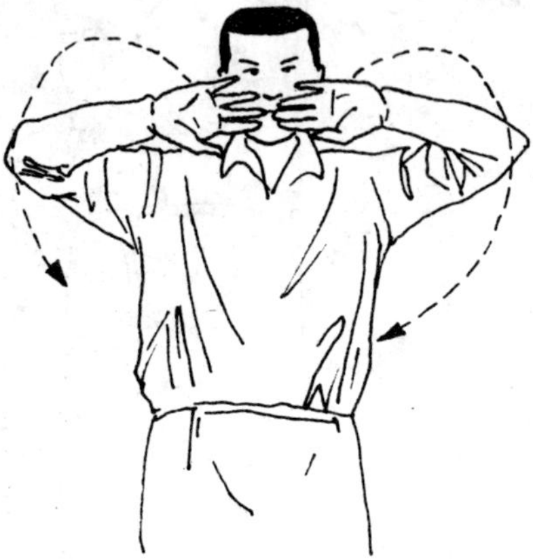

Abb. 142

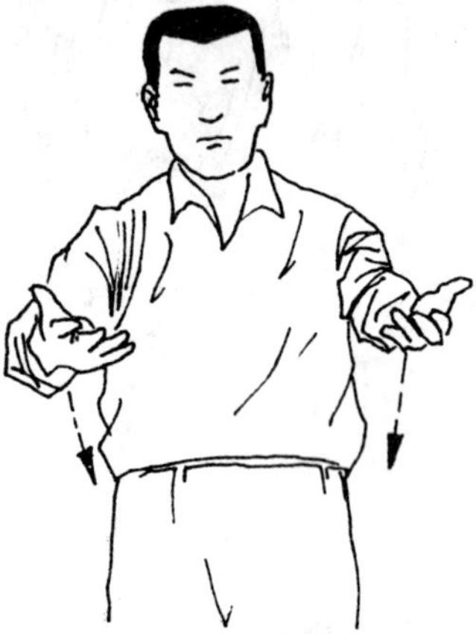

Abb. 143

(8) Die Hände nach innen und kreisförmig nach hinten bis vor den Punkt Mingmen bewegen, wo die beiden Hegu aneinander liegen und die Handflächen sich nach oben richten (Abb. 144). Zum Schluß läßt man die Hände natürlich an die Körperseiten fallen (Abb. 145).

Die ganze Bewegungsfolge sechsmal wiederholen.

6. Heben der Arme zur Regulierung des Atems

Indikationen: Schulterschmerzen, Knochen- und Muskelschwäche des ganzen Körpers.

Man sitzt, entspannt sich und denkt möglichst an nichts. Nun 24mal natürlich durch die Nase atmen (Abb. 146). Die linke Hand nach oben strecken, Handfläche nach oben und Fingerspit-

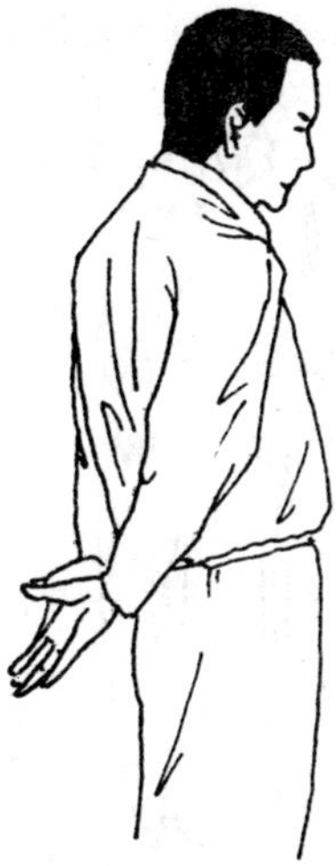

Abb. 144

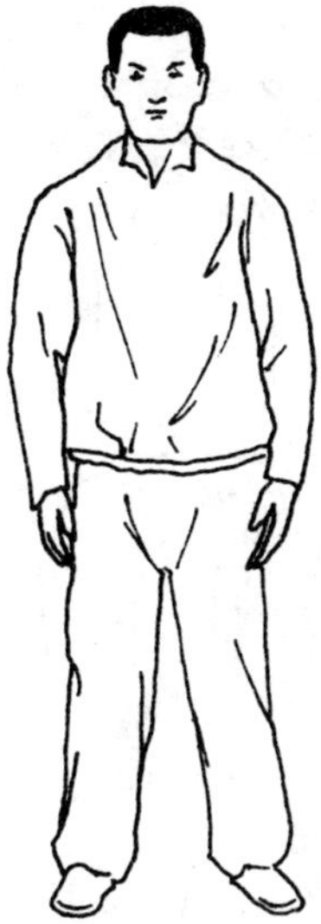

Abb. 145

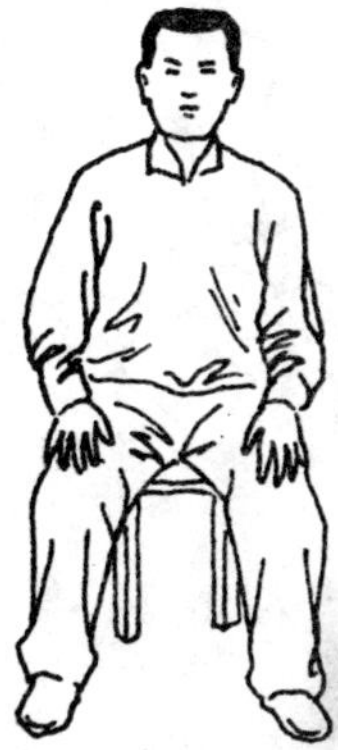

Abb. 146

zen nach rechts gerichtet (Abb. 147). Die rechte Hand heben und die Handfläche auf die linke Handfläche drücken (Abb. 148). Durch die Nase tief und ruhig atmen und dabei die rechte Handfläche zwölfmal kräftig auf die linke Handfläche drücken.

Anschließend das Ganze nochmals für die andere Seite. Zum Schluß läßt man die Arme fallen, legt die Hände auf die Knie und sitzt fünf Minuten still (Abb. 149).

7. Die Punkte Jienüe „bestrahlen"

Indikationen: Malaria, Brust- und Rippenschmerzen.

Stehende Haltung 2. Den Körper entspananen, Knie leicht beugen, Hände falten und mit halb geschlossenen Augen auf die Spitzen der Mittelfinger blicken (Abb. 150). Nach fünf Minuten die Hände voneinander trennen und 10 cm von der Brust entfernt

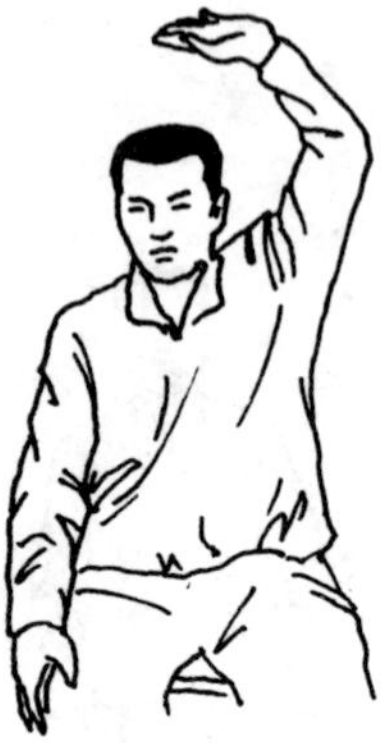

Abb. 147

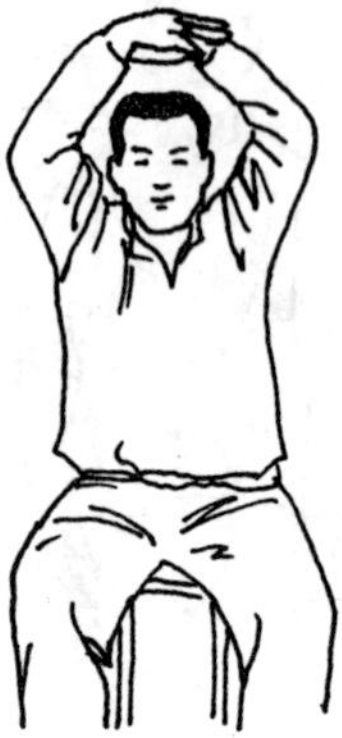

Abb. 148

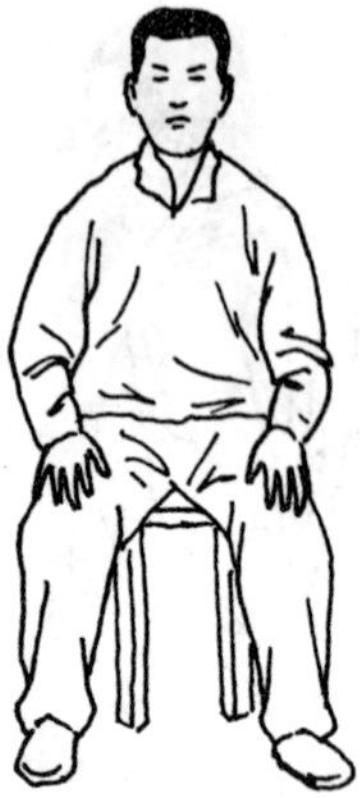

Abb. 149

für fünf Minuten gegen die Punkte Jienüe (vier *Cun* direkt unter den Brustwarzen, Abb. 152) richten (Abb. 151).

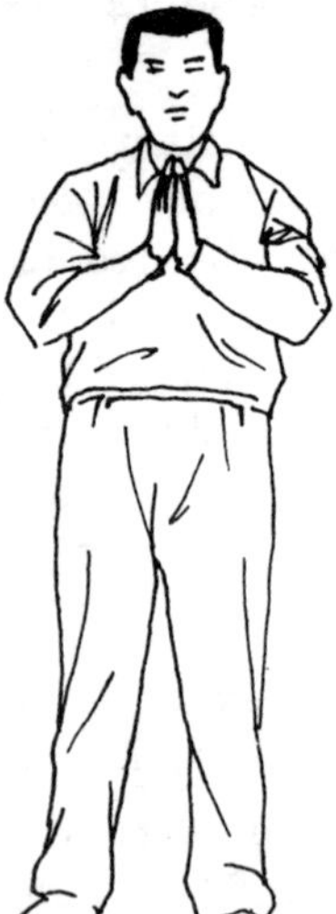

Abb. 150

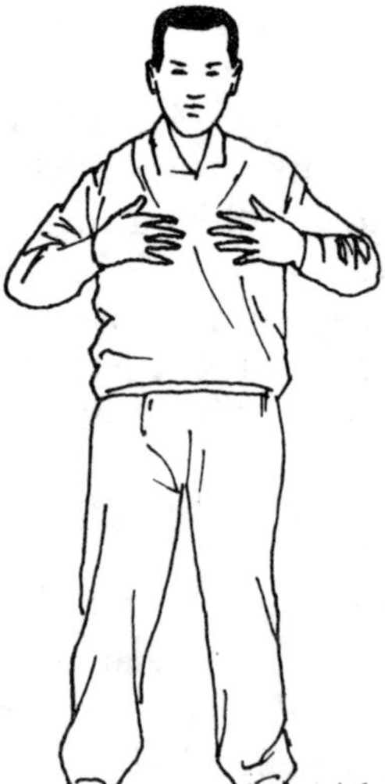

Abb. 151

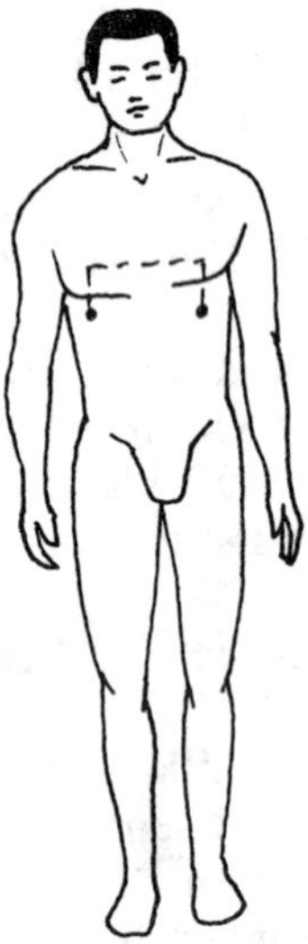

Abb. 152

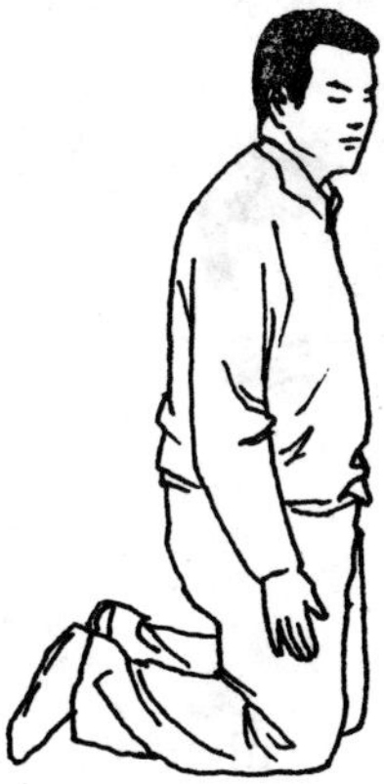

Abb. 153

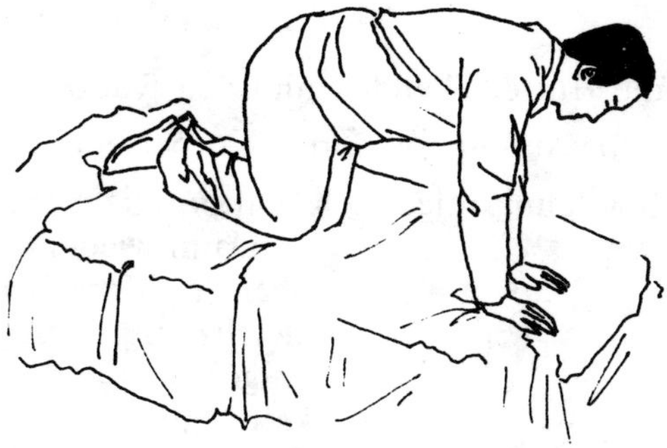

Abb. 154

8. Hüften und Arme nach vorn und hinten bewegen

Indikationen: Regulierung der Funktionen der fünf Zang* und Behandlung von Hüft- und Rückenschmerzen.

Auf einer harten Unterlage knien (Abb. 153). Hände nach vorn strecken und auf den Boden drücken (Abb. 154). Den linken Ellbogen leicht beugen und mit ihm die linke Körperseite stützen.

*Die fünf Zang in der traditionellen chinesischen Medizin sind: Herz, Leber, Milz, Lunge und Nieren. — d. Übers.

Die linken Rippen sowie die linke Hüfte und Lende nach unten bewegen (Abb. 155) und dabei sich vorstellen, daß sich *Qi* über

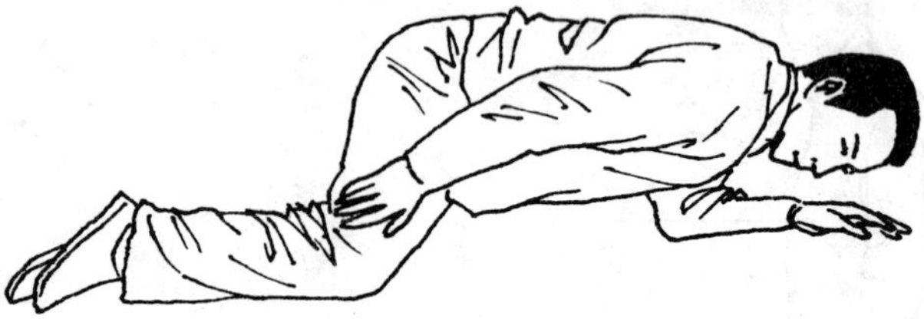

Abb. 155

die Hüften, Lenden und den Rücken ergießt. Anschließend dasselbe auf der anderen Körperseite wiederholen und die ganze Bewegungsfolge sechsmal praktizieren.

Dann wieder auf dem Bett knien, Hände über den Kopf halten und Kopf und Hände gleichzeitig nach hinten neigen. In diesem Augenblick hat man das Gefühl, als ob eine kalte Luftströmung aus dem Rücken fließe. Die Neigung nach hinten zwölfmal wiederholen (Abb. 156).

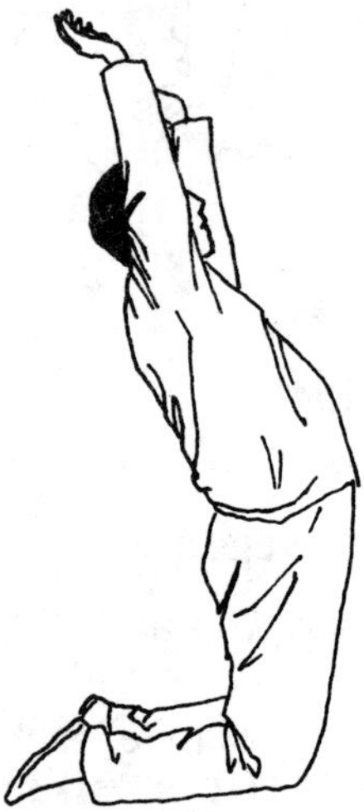

Abb. 156

9. Körperwendung

Indikationen: Lenden- und Hüftschmerzen sowie Rippenschmerzen.

Stehende Haltung 2. Den Körper entspannen, geradeaus blicken, die Arme natürlich und locker fallen lassen, möglichst an nichts denken und fünf Minuten ruhig stehen (Abb. 157). Die Arme hoch heben, die Hände vor die Brust ziehen, falten und kräftig gegeneinander drücken (Abb. 158).

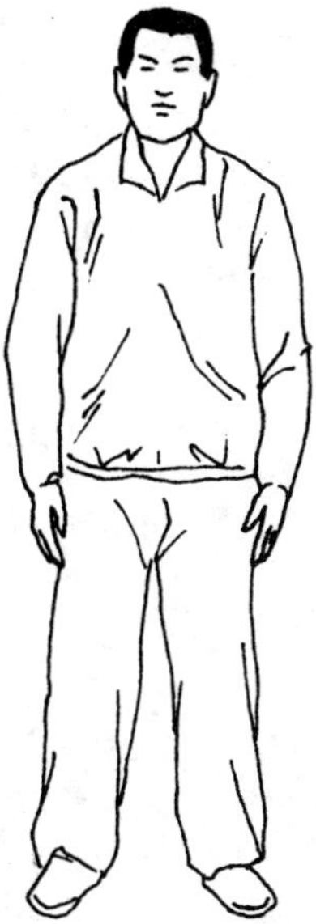

Abb. 157

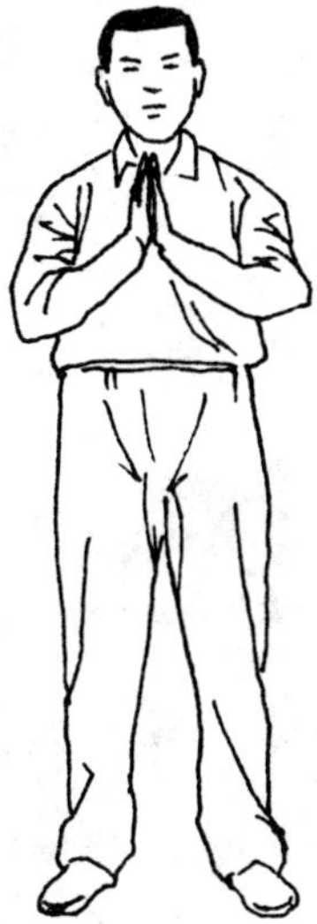

Abb. 158

Mit den Augen den Händen folgen, den Körper möglichst nach links wenden und die gefalteten Hände langsam über den Kopf heben (Abb. 159 und 160). Von der Körperwendung nach links bis zur Hebung der Hände über den Kopf langsam durch die Nase einatmen und nach dem Ausstrecken der Arme ausatmen.

Die Hände vor die Brust ziehen, den Körper nach vorn wenden und die Hände wieder falten (Abb. 161). Nun sich auf die Akupunkturpunkte Baihui, Yintang, Renzhong, Danzhong, Zhongdantian, Huiyin, Fengshi, Yanglingquan, Xuanzhong, Yongquan, Sanyinjiao, Yinlingquan, Xuehai, Huiyin und Mingmen und entlang der Mittellinie des Rückens auf den auf dem

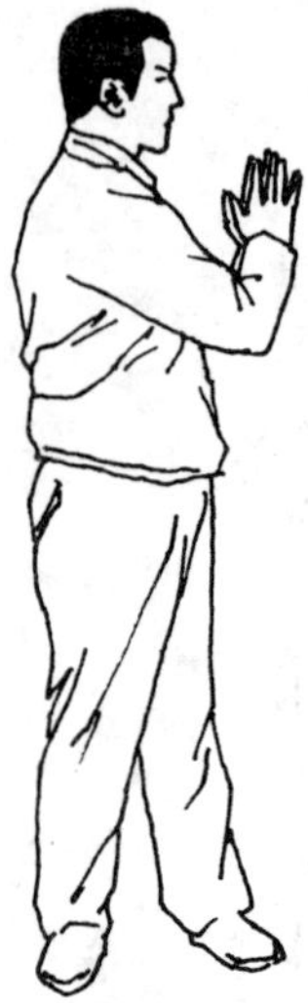

Abb. 159

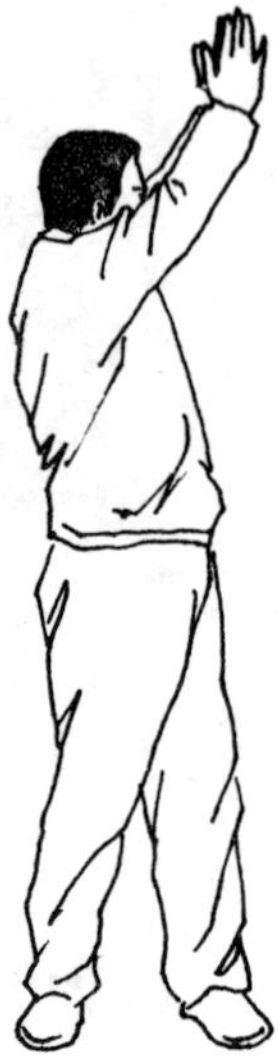

Abb. 160

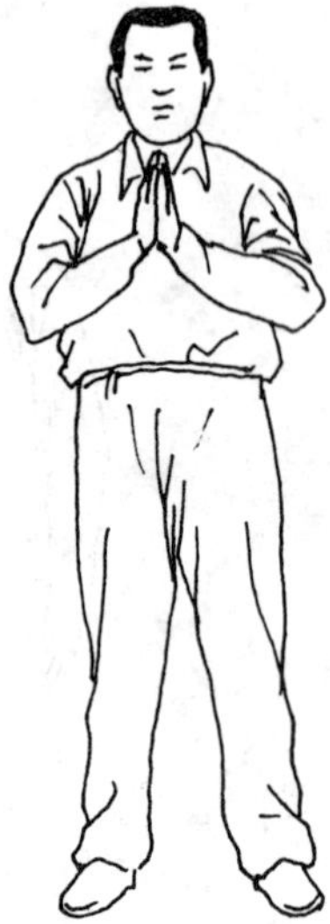

Abb. 161

Scheitel befindlichen Baihui konzentrieren (Abb. 162).

Dieselbe Bewegungsfolge gilt für die andere Körperseite (Abb. 163 bis 165). Alles sechsmal wiederholen.

Schlußform: Die kleinen Finger voneinander trennen, dann die Ringfinger, die Mittelfinger und Zeigefinger und schließlich die Daumen. Die Arme natürlich an die Körperseiten herunterfallen lassen (Abb. 166).

10. Leiten von *Qi* durch Umfassen der Knie

Indikationen: Schmerzen und Gefühllosigkeit unterhalb der Knie.

Sitzhaltung. Den Körper entspannen und gleichmäßig atmen (Abb. 167). Das linke Knie anheben und mit den Händen den

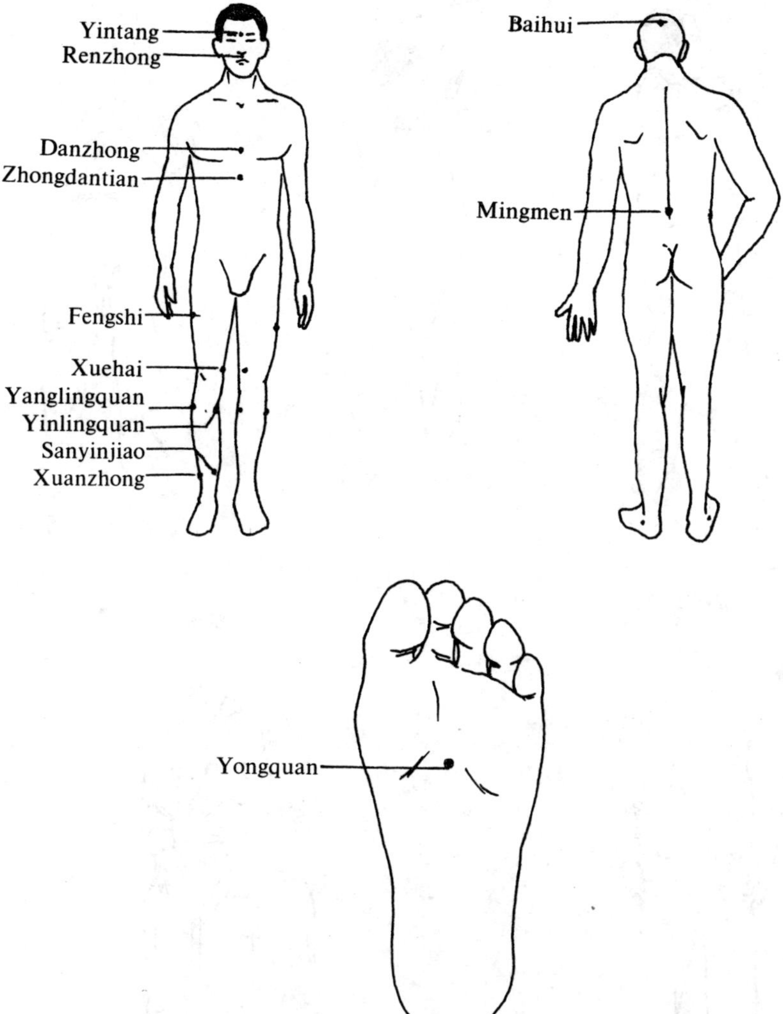
Yintang
Renzhong
Danzhong
Zhongdantian
Fengshi
Xuehai
Yanglingquan
Yinlingquan
Sanyinjiao
Xuanzhong
Baihui
Mingmen
Yongquan

Abb. 162

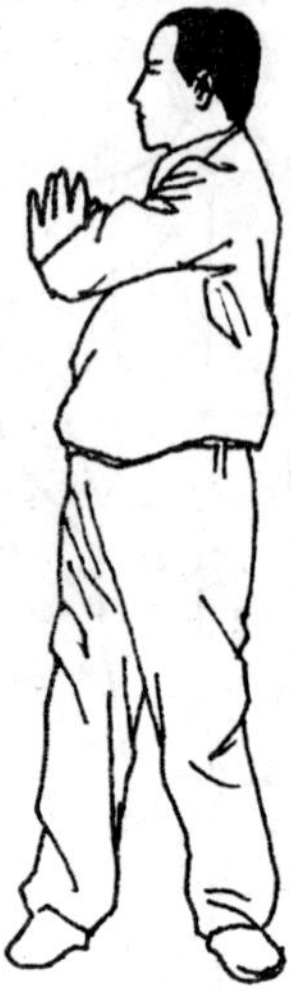

Abb. 163

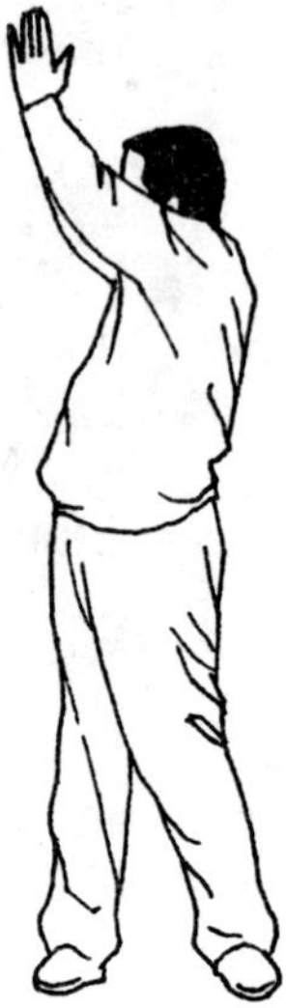

Abb. 164

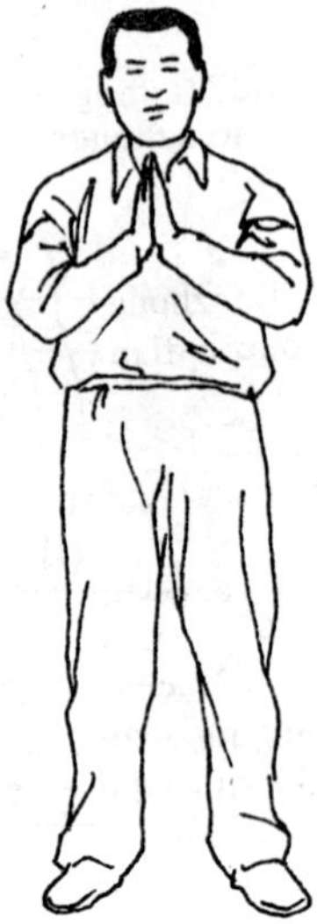

Abb. 165

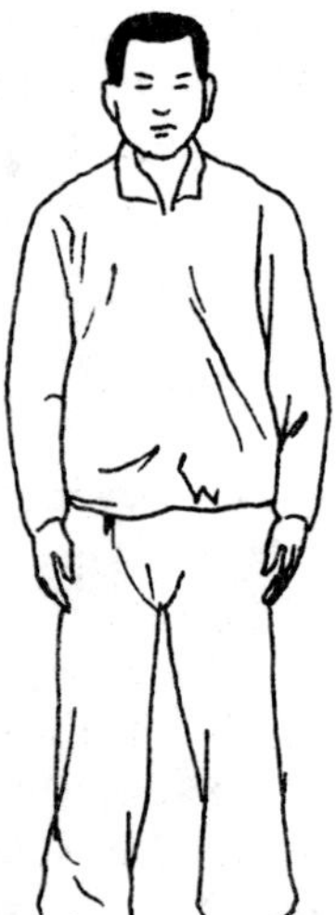

Abb. 166

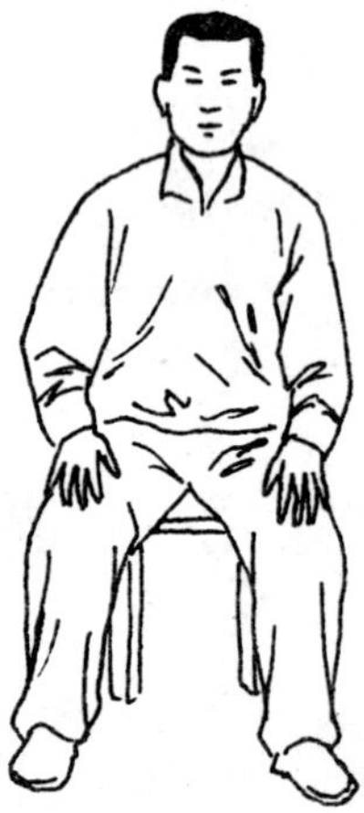

Abb. 167

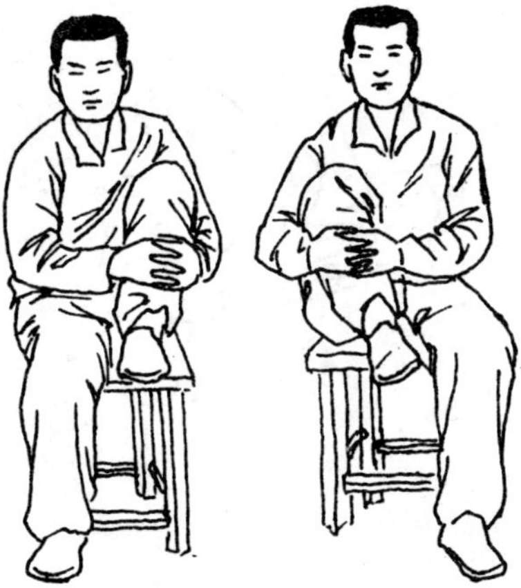

unteren Teil des linken Unterschenkels umfassen und kräftig zum Bauch ziehen. Diese Bewegung 36mal wiederholen (Abb. 168), anschließend dasselbe mit dem rechten Bein machen (Abb. 169). Die Übung trägt zur Zirkulation des *Qi* und des Bluts in den unteren Gliedmaßen und zur ungehinderten Strömung der Energie in den Kanälen und Meridianen bei.

11. Leiten von *Qi* in den unteren Gliedmaßen

Abb. 168 Abb. 169

Indikationen: Ödem der unteren Gliedmaßen, Epilepsie.

Auf einem Sessel sitzen und mit der Daumenspitze die 2,5 *Cun* vom inneren Knöchel entfernte, am vorderen Rand der Achillessehne befindliche Stelle drücken (Abb. 170). Dabei soll der Druck mit Kraft erfolgen, um ein ziehendes Gefühl zu erzeugen. Dann mit den Handflächen diese Stelle 108mal auf und ab reiben. Jeden Morgen und Abend einmal.

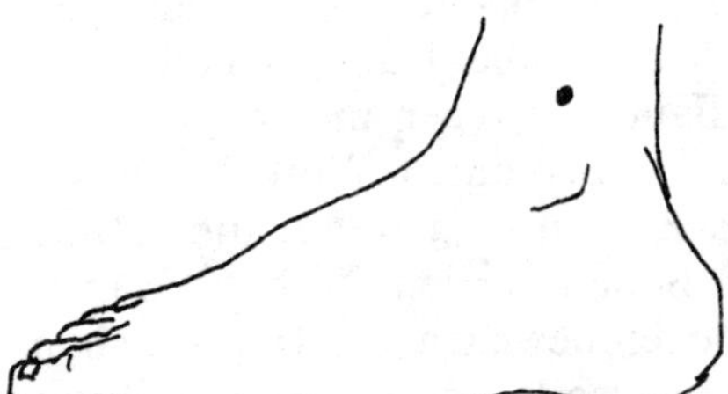

Abb. 170

12. Massage am Fuß

Indikation: Kraftlosigkeit der unteren Gliedmaßen.

Auf einem Sessel sitzen, und mit der rechten Hand 108mal die linke Fußsohle reiben. Dann ebenfalls 108mal die rechte Fußsohle reiben (Abb. 171).

Anschließend die große

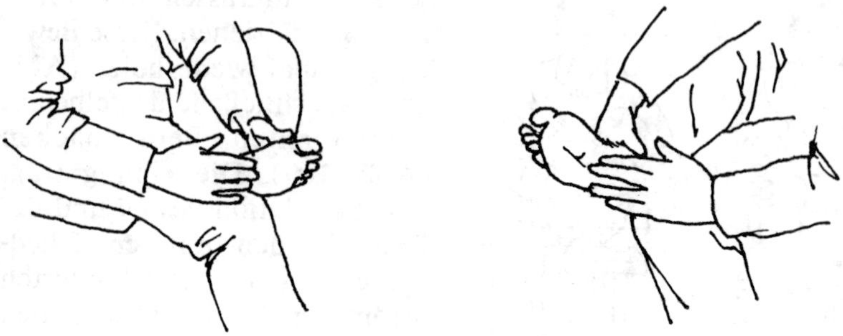

Abb. 171

Zehe und die zweite Zehe fest aneinander reiben, indem man sie gegenläufig auf- und abwärts bewegt. Dies macht man zunächst 36mal und später, wenn man darin geübt ist, 108mal.

Diese Übung jeden Morgen und Abend praktizieren.

Am Fuß konzentrieren sich sämtliche Kanäle und Meridiane des Körpers, weshalb seine Beweglichkeit für den ganzen Körper besonders wichtig ist.

13. Leiten von Qi durch die Lenden

Indikation: Kraftlosigkeit in den Lenden.

Stehende Haltung 2. Die Hände mit nach unten gerichteten Handflächen auf Schulterhöhe heben. Die Handflächen nach vorn drehen, die Hände vor den Bauch bewegen und zusammenlegen, wobei die Arme mit dem Körper einen Winkel von 45° bilden. Den Oberkörper leicht nach vorn neigen, auf die Hände blicken und die Zehen fest in den Boden krallen. Nun die Hände 36mal reiben (Abb. 172), zum Rücken bewegen, die Handflächen gegen die Punkte Shenshu pressen (jeweils 1,5 *Cun* seitlich unter dem Fortsatz des zweiten Lendenwirbels) und 36- oder 64mal auf und ab reiben (Abb. 173).

Ausgangsposition wie vorher. Arme entspannen und natürlich

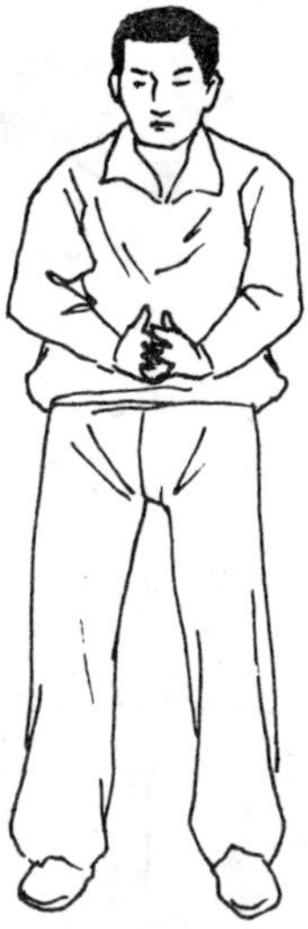

Abb. 172

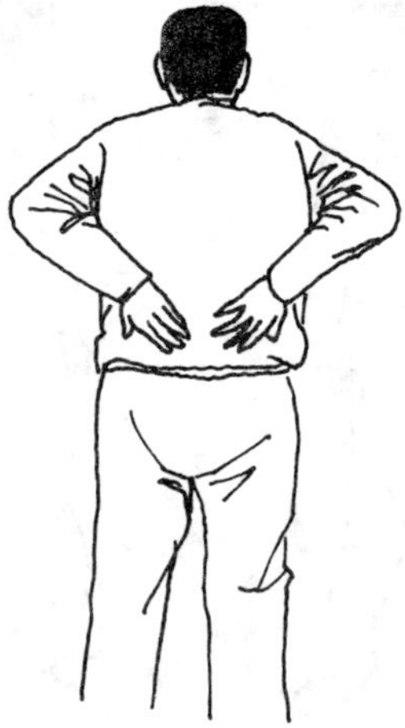

Abb. 173

fallen lassen. Kopf und Oberkörper möglichst nach links wenden und die Arme dabei natürlich bewegen (Abb. 174). Anschließend dieselbe Bewegung nach rechts (Abb. 175). Das Ganze 108mal wiederholen.

Diese Bewegungsfolge jeden Morgen und Abend einmal machen.

14. Sich auf die Punkte Weizhong konzentrieren

Indikationen: Bein- und Fußkrampf, Gelenkentzündung, Verhütung einer Lähmung der unteren Gliedmaßen.

Stehende Haltung 2. Den Körper entspannen und sich auf die Punkte Weizhong (jeweils in der Mitte der Querfalte der Kniekehle, Abb. 176) konzentrieren. Häufig wiederholt, kann dies die Zirkulation des *Qi* und des Bluts in den unteren Gliedmaßen

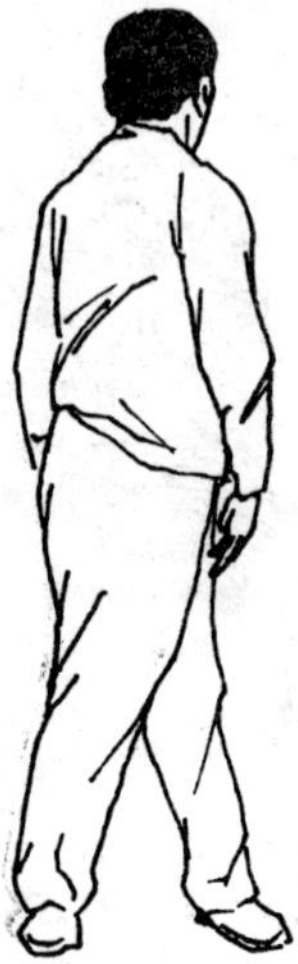

Abb. 174

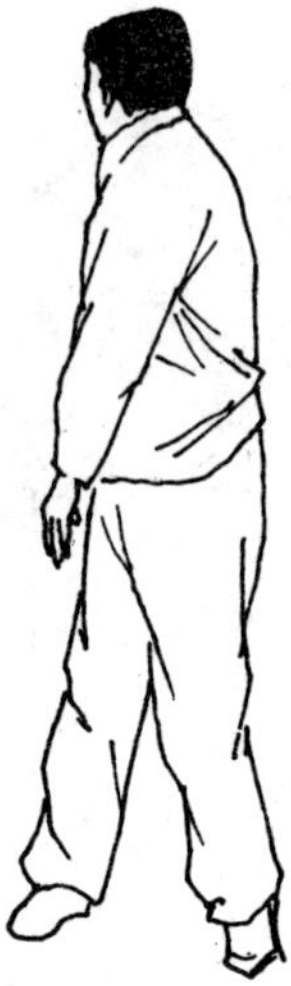

Abb. 175

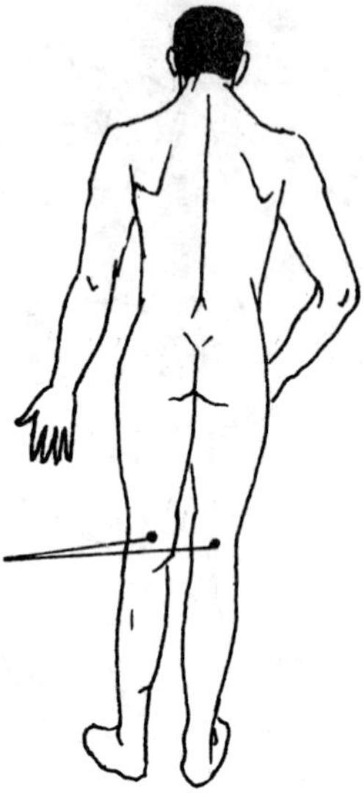

Abb. 176

fördern. Die Konzentration soll jedesmal 20 Minuten dauern und jeden Morgen und Abend erfolgen.

15. Entspannung von Knie und Knöchel

Indikationen: Gelenkentzündung, rheumatische Gelenkentzündung, Fußknöchelentzündung, Taubheit in den unteren Gliedmaßen.

Stehende Haltung 1. Knie beugen und sich nach vorn neigen. Die Akupunkturpunkte Laogong (Abb. 20) fest auf die Knie drücken (Abb. 177). Dabei stellt man sich vor, daß die Kniegelenke entlang der rechten großen Zehe, der rechten kleinen Zehe, der linken Ferse, der linken kleinen Zehe und schließlich der linken großen Zehe jeweils 36mal zunächst im Uhrzeigersinn und dann in die Gegenrichtung kreisen (Abb. 178 und 179).

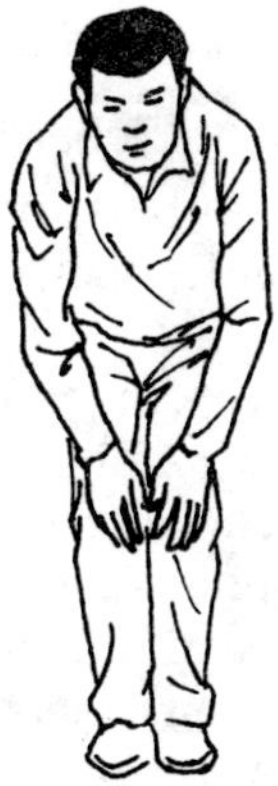

Abb. 177

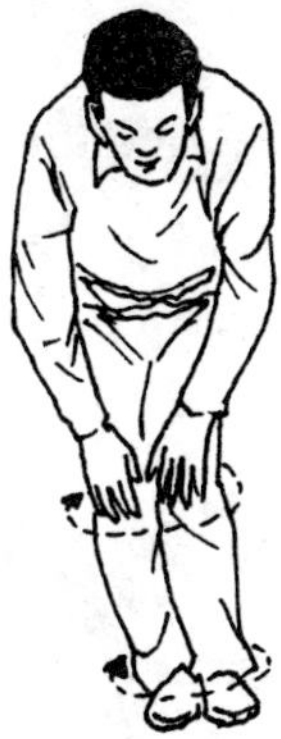

Abb. 178

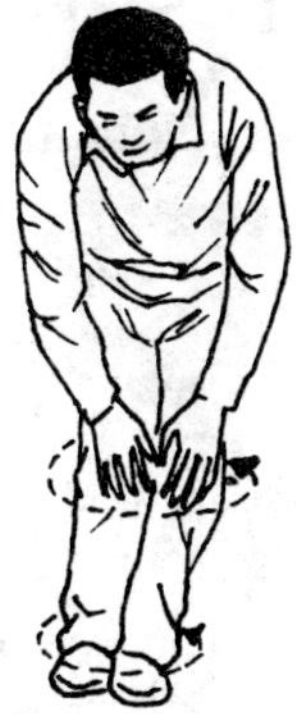

Abb. 179

16. Die Punkte Zhangmen beklopfen

Indikation: Seitenstechen.

Die rechte Hand auf den Hinterkopf legen, die rechten Rippen hochziehen und mit der linken Hand die rechte untere Rippenpartie zwischen dem Akupunkturpunkt Zhangmen (Abb. 103) und dem Akupunkturpunkt Dabao beklopfen (Abb. 180). Der Dabao befindet sich auf der verlängerten Achsellinie, im sechsten Zwischenrippenraum. Anschließend dasselbe auf der anderen Seite (Abb. 181).

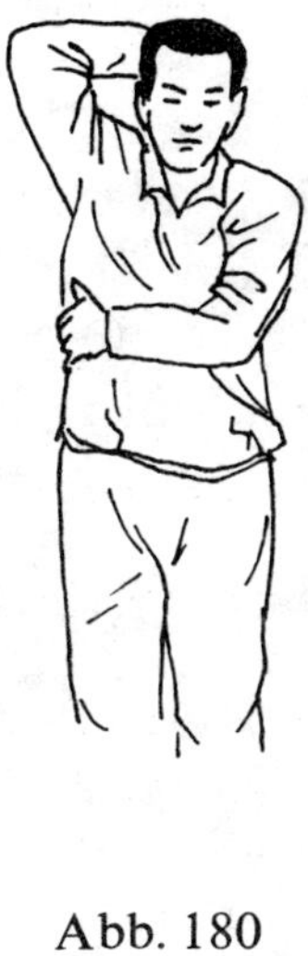

Abb. 180

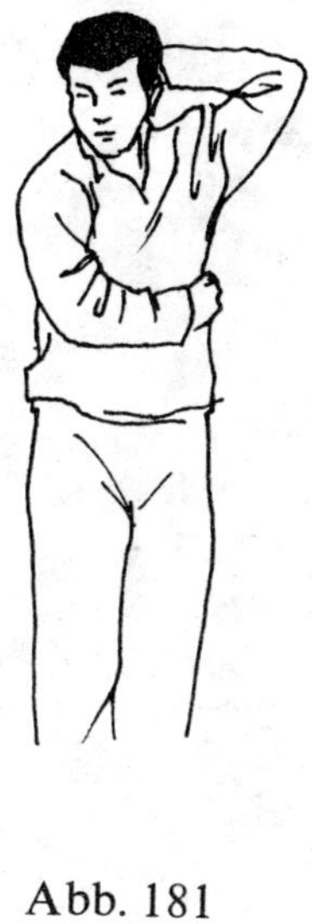

Abb. 181

17. Senkung des Fiebers

Indikation: Durch innere Verletzung verursachtes Fieber.

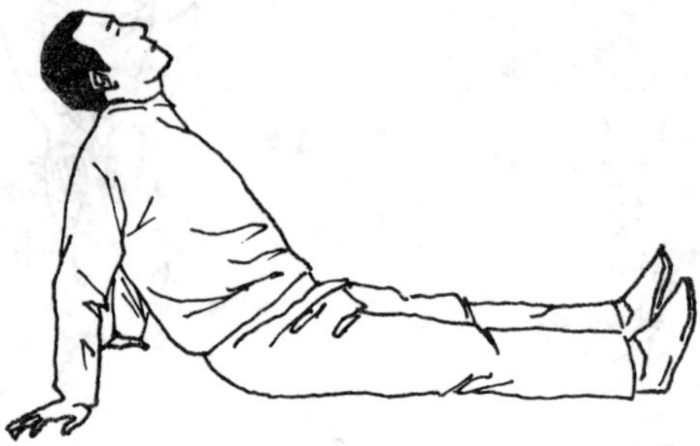

Abb. 182

Auf dem Bett sitzen, beide Hände nach hinten auf dem Bett abstützen, Kopf nach hinten neigen (Abb. 182). Durch den Mund tief, langsam und gleichmäßig einatmen, den Atem einen Augenblick anhalten und dann langsam ausatmen. Dies 64mal wiederholen.

18. Leiten von *Qi* durch Körperdrehungen

Indikationen: Bauchkälte, Herzbeklemmung.

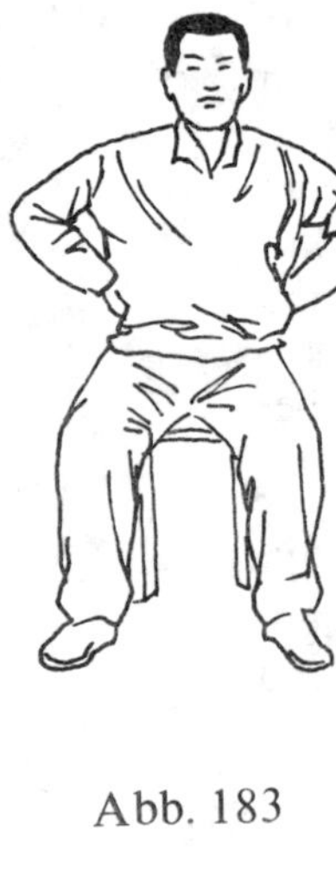

Abb. 183

Sitzhaltung, den Körper entspannen, Arme in die Hüften stemmen, Daumen nach vorn und die anderen Finger nach hinten gerichtet (Abb. 183). Brust zurückziehen und den Oberkörper möglichst nach links drehen (Abb. 184), anschließend nach rechts (Abb. 185). Diese Drehungen 64mal wiederholen.

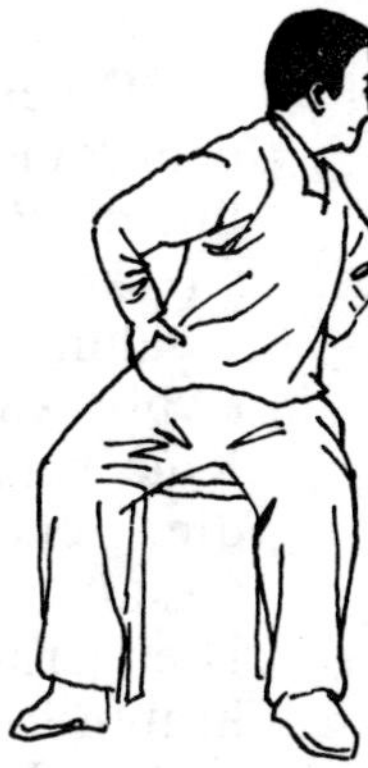

Abb. 184

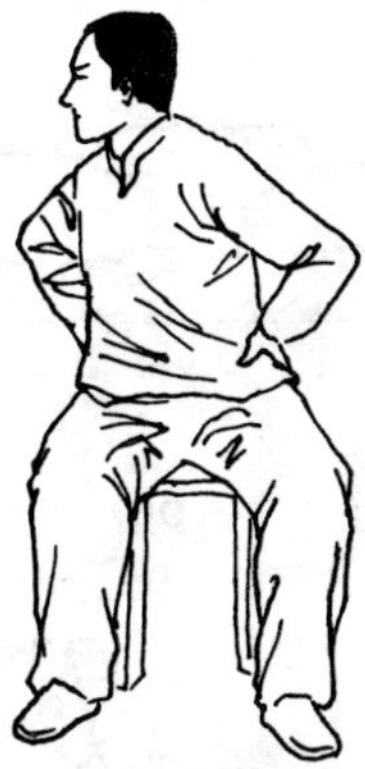

Abb. 185

Kapitel IX Die fünf Sinnesorgane

1. Leiten von *Qi* im Liegen

Indikationen: Die neun *Qiao** betreffenden Krankheiten sowie Schwäche und Kälte in den unteren Gliedmaßen.

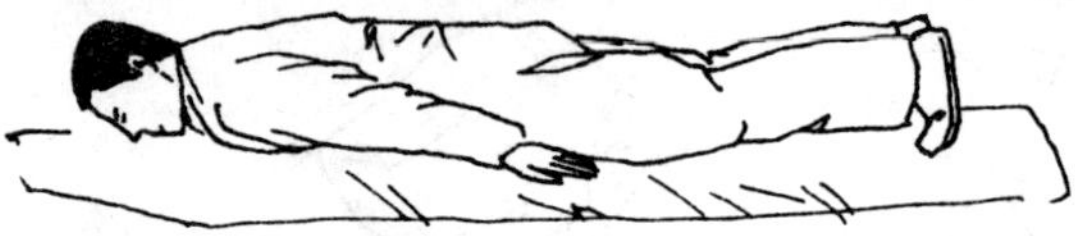

Abb. 186

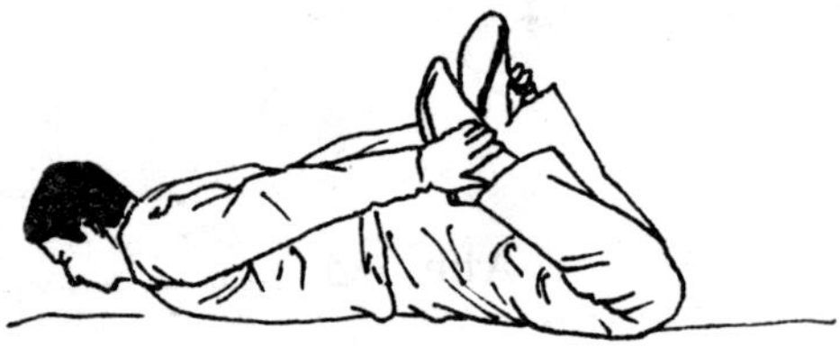

Abb. 187

Auf einer harten Unterlage auf dem Bauch liegen und die Beine ausstrecken und zusammenlegen (Abb. 186). Die Knie beugen und die Fersen dem Gesäß nähern. Die Arme nach hinten strecken und die Füße pakken und hochziehen. Gleichzeitig die Brust hochziehen und den Kopf heben. Dies 36mal wiederholen (Abb. 187).

2. Die Augen „bestrahlen" und massieren

Indikation: Abnahme der Sehkraft

Stehende Haltung 2. Die Hände 36mal gegenseitig reiben, bis sie warm sind. Dann die Augen leicht schließen und die Laogong

---

*Gemeint sind die sieben *Qiao* (Augen, Ohren, Nasenlöcher und Mund) sowie das vordere *Yin* (Geschlechtsteil und Harnröhre) und das hintere *Yin* (After) — d. Übers.

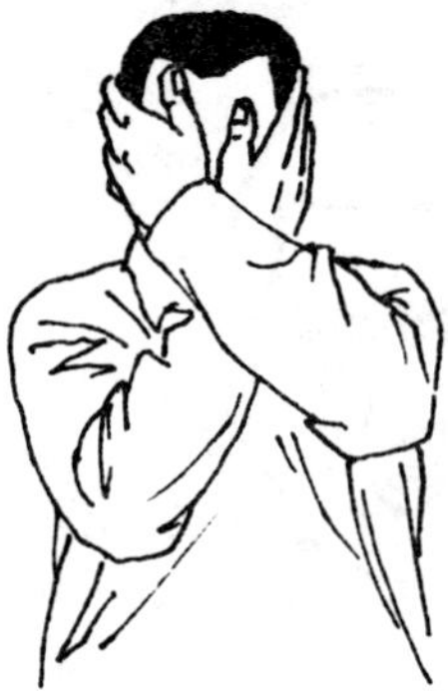

Abb. 188

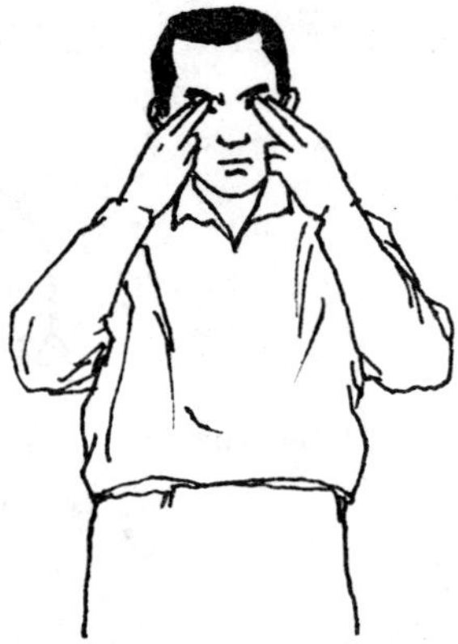

Abb. 189

(Abb. 20) fest auf die Augen pressen und dabei 36mal natürlich atmen (Abb. 188). Zum Schluß mit Zeige- und Mittelfingern die Augäpfel 36mal leicht drücken (Abb. 189). Diese Übung sollte frühmorgens praktiziert werden.

3. Die Punkte Shangyingxiang drücken

Indikation: Trachom.

Man sitzt, entspannt sich und drückt mit den Mittelfingern insgesamt 108mal die Punkte Shangyingxiang (sie liegen seitlich der Nase, 5 *fen* unter dem inneren Augenwinkel, Abb. 190). Diese Übung morgens und abends machen.

4. Die Nasenscheidewand drücken

Indikationen: Juckende und schmerzende Augen im Wind.

Auf dem Rücken liegen und mit dem Daumen jeden Morgen und Abend die Nasenscheidewand (Abb. 191) 108mal drücken.

5. Die Punkte Muming drücken

Indikationen: Hyperämie des Augapfels, Verminderung der Sehkraft, Dakryoadenitis.

Sitzhaltung, den Körper entspannen und mit den Mittelfin-

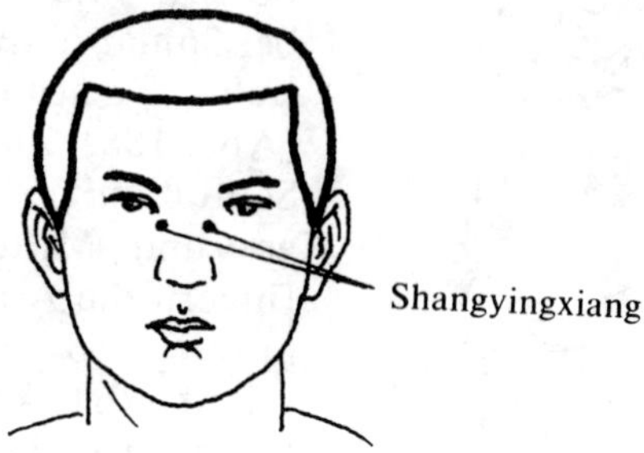

Abb. 190

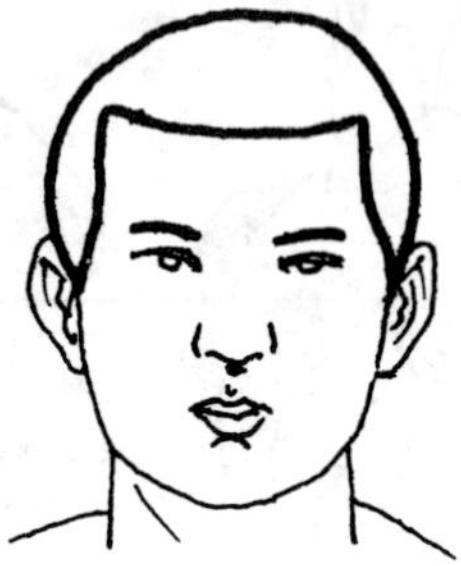

Abb. 191

gern jeden Morgen und Abend die Muming (sie liegen direkt oberhalb der Augen am vorderen Haaransatz, Abb. 192) jeweils 108mal drücken.

6. Sich auf den Yintang konzentrieren

Indikationen: Glaukom, Kurzsichtigkeit, Katarakt.

Stehende Haltung 2. Den Körper entspannen und sich auf den zwischen den Augenbrauen liegenden Yintang (Abb. 193) konzentrieren. Dabei sollte man sich zwischendurch entspannen, denn Konzentrationen auf den Yintang können sonst zu Schwindelgefühlen führen.

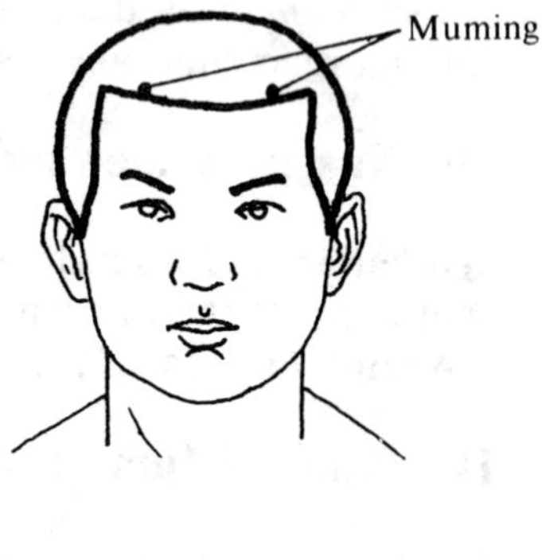

Abb. 192

7. Die Augäpfel drehen

Indikation: Kurzsichtigkeit.

Stehende Haltung 2. Den Körper entspannen, die Arme seitlich heben, die Hände bogenförmig nach vorn bewegen und die Handflächen vor der Brust aufeinander pressen (Abb. 194). Sich zwei Minuten auf die Handflächen konzentrieren. Nun die Hände 108mal aneinander reiben. Anschließend mit der linken Hand das rechte Auge und mit der rechten das linke Auge abdecken (Abb. 195). Die Augäpfel zunächst 18mal im Uhrzeigersinn und dann 18mal in die Gegenrichtung drehen. Die Hände von den Augen entfernen und sofort auf ein in der Ferne liegendes Ziel blicken. Dieses Ziel etwa 20 Sekunden nicht aus den Augen lassen. Dann die Augen erneut schließen und alles wiederholen. Insgesamt macht man die Übung dreimal hintereinander.

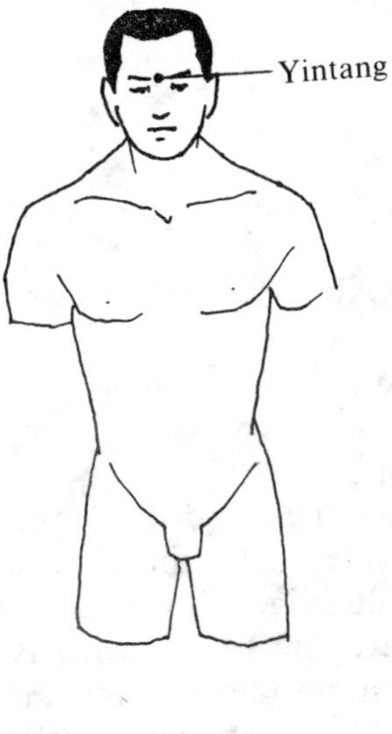

Abb. 193

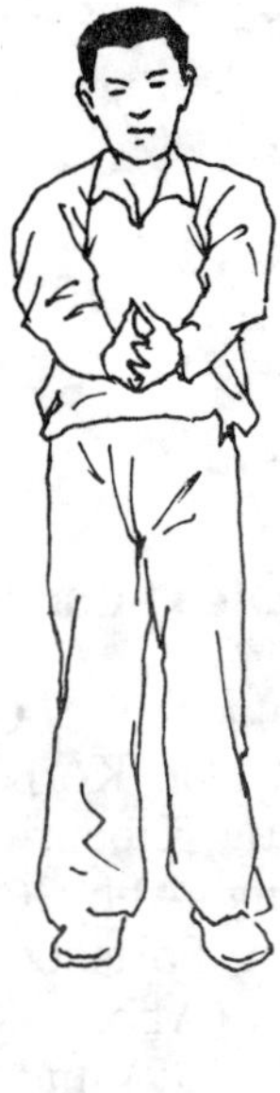

Abb. 194

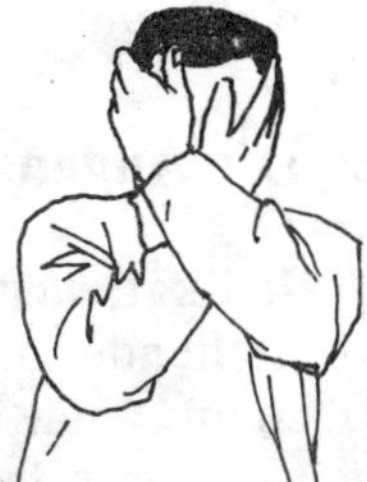

Abb. 195

8. Die Augen waschen und drehen

Indikationen: Weitsichtigkeit, Alterssichtigkeit.

Stehende Haltung 2. Die Hände 108mal gegenseitig reiben, dann mit der linken Hand das rechte Auge und mit der rechten das linke Auge abdecken. Nun die Augäpfel zunächst 18mal im Uhrzeigersinn und dann 18mal in die Gegenrichtung drehen und danach fünf Minuten lang schließen (Abb. 196). Anschließend taucht man das Gesicht in kühles Wasser (Abb. 197), öffnet die Augen langsam und dreht sie erst 36mal im Uhrzeigersinn und dann 36mal in die Gegenrichtung.

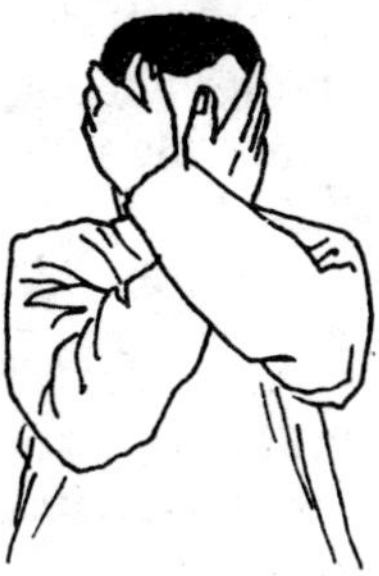

Abb. 196

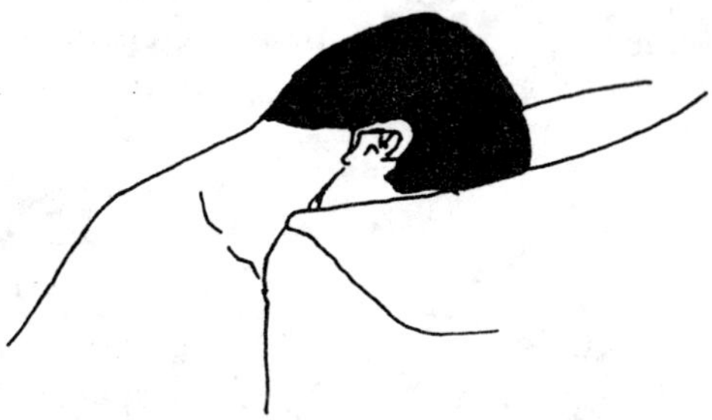

Abb. 197

9. Die Augen „bestrahlen" und waschen

Indikationen: Katarakt, frühes Glaukom.

Stehende Haltung 2. Den Körper entspannen und die Handflächen 64mal gegenseitig reiben. Die Hände nach hinten bewegen und mit den Laogong (Abb. 20) den jeweiligen Shenshu (1,5 *Cun* seitlich unter dem Fortsatz des zweiten Lendenwirbels) 64mal auf und ab reiben (Abb. 198). Dann die Laogong fest auf die Augen pressen (Abb. 199) und die Augäpfel zunächst sechsmal im Uhrzeigersinn und dann sechsmal in die Gegenrichtung

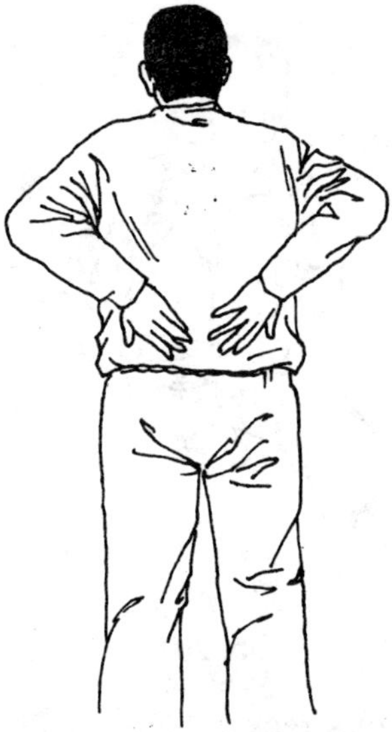

Abb. 198

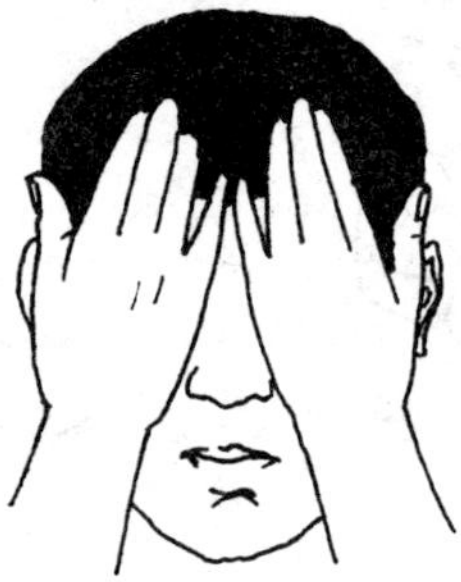

Abb. 199

drehen. Dies insgesamt sechsmal machen. Anschließend mit den hohlen Handtellern den Rand der Augenhöhlen jeweils 36mal nach beiden Richtungen reiben.

Zusätzlich soll man jeden Morgen das Gesicht in kühles Wasser tauchen, die Augen langsam öffnen und sie zunächst 36mal im Uhrzeigersinn und dann 36mal in die Gegenrichtung drehen (Abb. 197).

10. Leiten von Qi durch Umfassen der Knie

Indikationen: Tränende Augen im Wind und Taubheit in den unteren Gliedmaßen.

Man sitzt auf einer harten Unterlage, die Beine gespreizt, die Knie leicht nach außen gerichtet, und legt die Hände auf die Knie. Die Augen leicht schließen und 36mal natürlich atmen (Abb. 200). Nun den linken Fuß zurückziehen und mit beiden Händen das linke Knie umfassen. Das rechte Bein ausstrecken und den rechten Fuß nach außen drehen, bis seine rechte Seite flach auf dem Bett liegt (Abb. 201). Nun siebenmal tief, sanft und gleichmäßig durch die Nase einatmen und langsam ausatmen. Dann den rechten Fuß zurückziehen, das rechte Knie mit

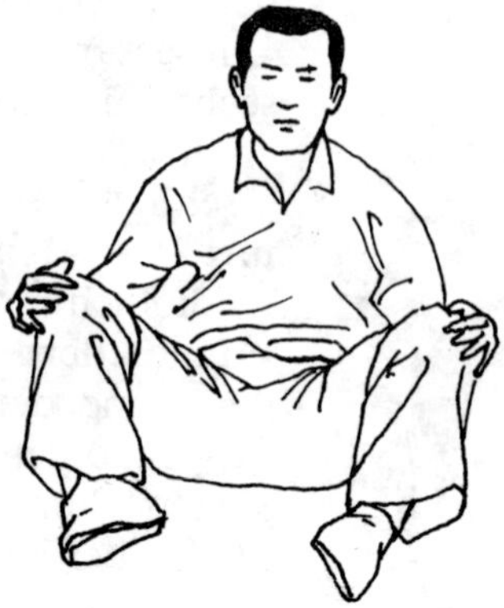

Abb. 200

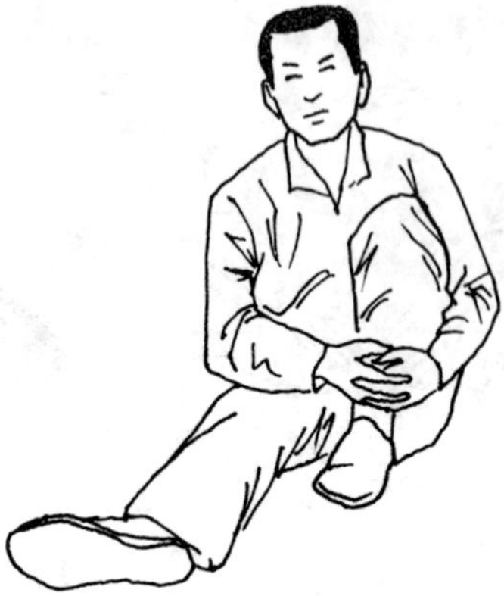

Abb. 201

beiden Händen umfassen, das linke Bein ausstrecken, den linken Fuß nach außen drehen und wiederum siebenmal tief atmen (Abb. 202). Zum Schluß kehrt man zur Anfangsposition zurück und atmet drei bis fünf Minuten natürlich (Abb. 203).

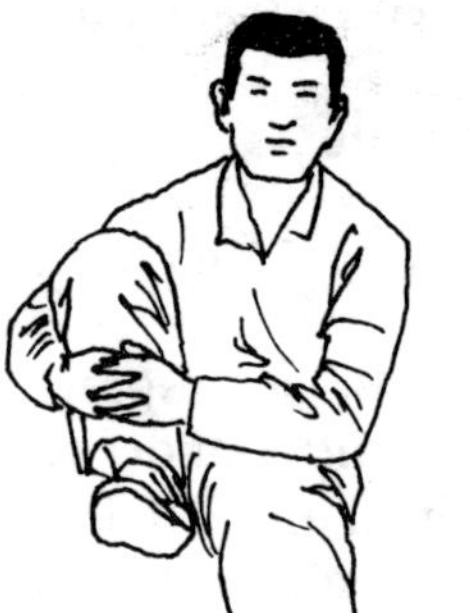

Abb. 202

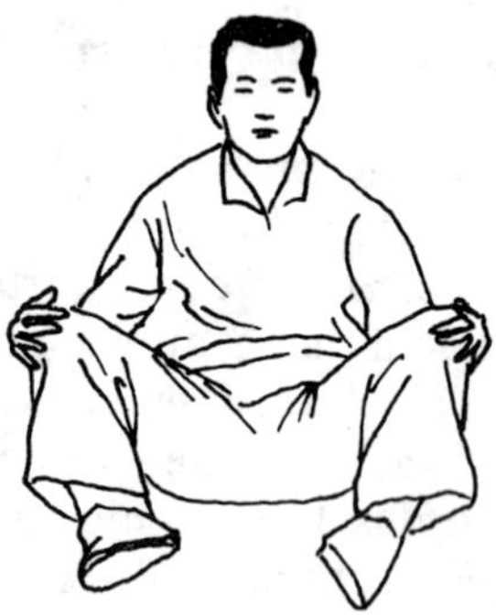

Abb. 203

11. Sich auf die Ohren konzentrieren

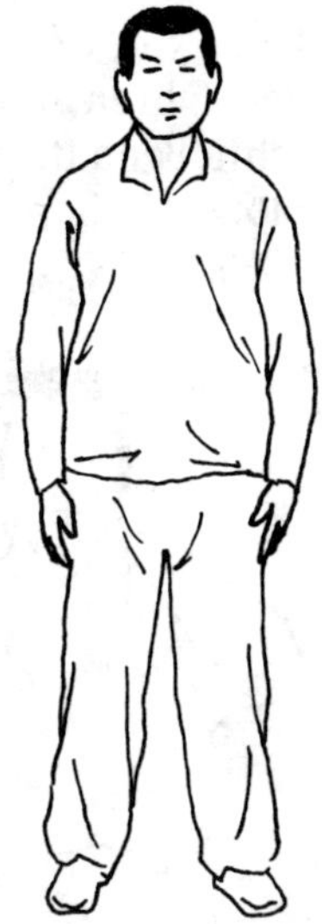

Abb. 204

Indikation: Chronische Otitis media.

Stehende Haltung 2. Den Körper entspannen, natürlich atmen und die Augen leicht schließen (Abb. 204). Sich vorstellen, als ob im Inneren des betreffenden Ohrs eine Kerze brennen würde. Darauf konzentriert man sich 20 Minuten. Dann reibt man die Hände, bis sie warm sind, und reibt mit ihnen 36mal die Ohren (Abb. 205). Zum Schluß massiert man mit den Zeigefingern die Ohrmuscheln bis zur Mitte und verstopft die Ohren und öffnet sie wieder (Abb. 206). Dies macht man insgesamt sechsmal.

12. Die Ohren reiben

Indikationen: Nierenschwäche, Ohrensausen, Ohrenschmerzen.

Stehende Haltung 2. Den Körper entspan-

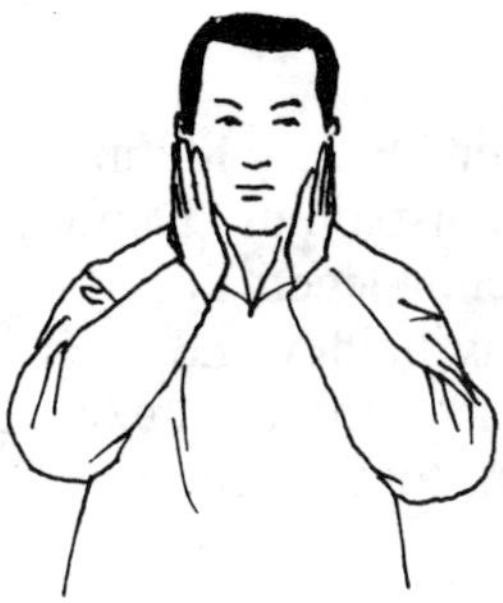

Abb. 205

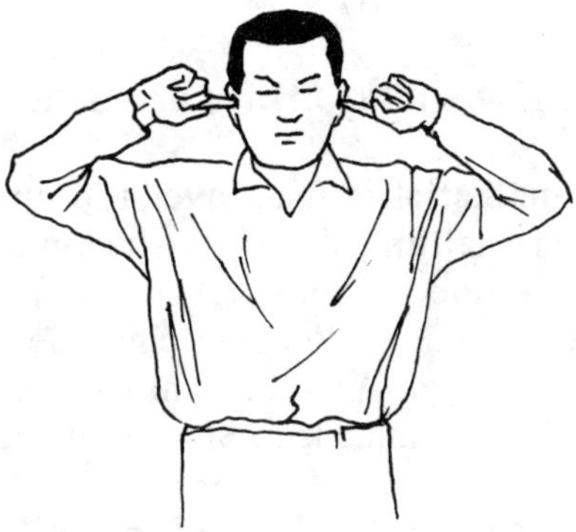

Abb. 206

nen, die Handflächen warm reiben und damit die Ohren bedekken. Nun die Ohren warm reiben, so daß das *Qi* und das Blut in den Ohren und der Umgebung gut zirkulieren (Abb. 207). Anschließend die Zeigefinger fest in die Ohrlöcher stecken und dann plötzlich herausziehen. Dies alles sechsmal wiederholen (Abb. 208).

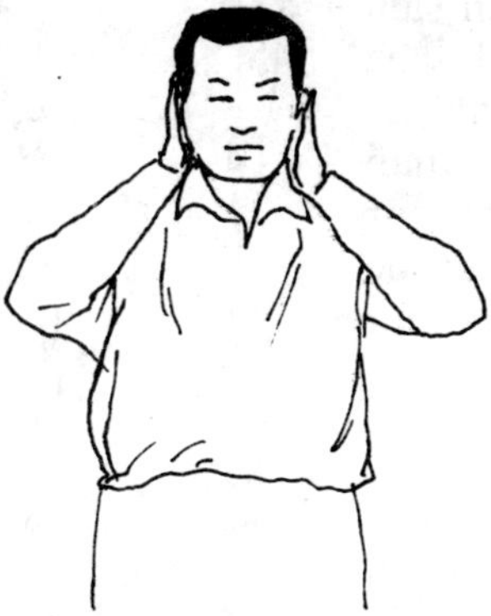

Abb. 207

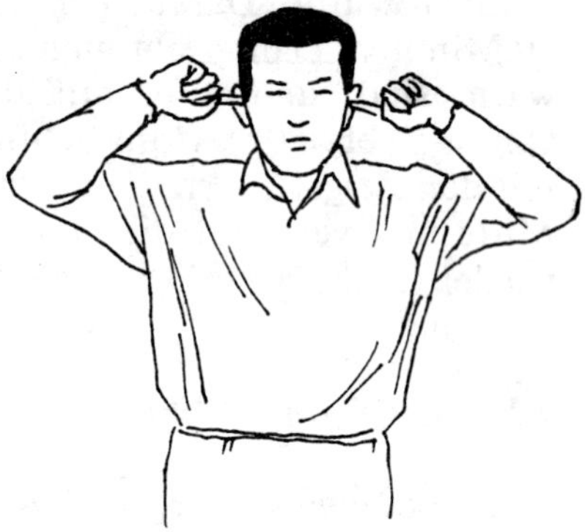

Abb. 208

13. Die Punkte Biliu drücken

Indikationen: Nasenverstopfung, trüber Nasenschleim.

Sitzhaltung. Aufrecht sitzen und sich entspannen. Den rechten Zeige- und Mittelfinger an die Nasenlöcher legen und die Biliu (sie befinden sich zwischen der Nasenscheidewand und dem Nasenflügel, Abb. 209) mit geringer Kraft 64mal drücken. Dies wiederholt man jede Stunde, bis das Symptom nachläßt.

14. Die Punkte Yingxiang reiben

Indikation: Rhinitis.

Stehende Haltung 2. Mit den Zeigefingern die Yingxiang (zwischen dem Mittelteil des Außenrands des Nasenflügels und der nasolabialen Furche gelegen) 64mal reiben (Abb. 210).

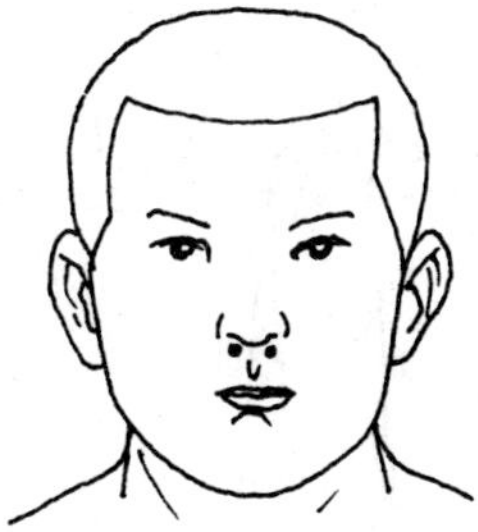

Abb. 209

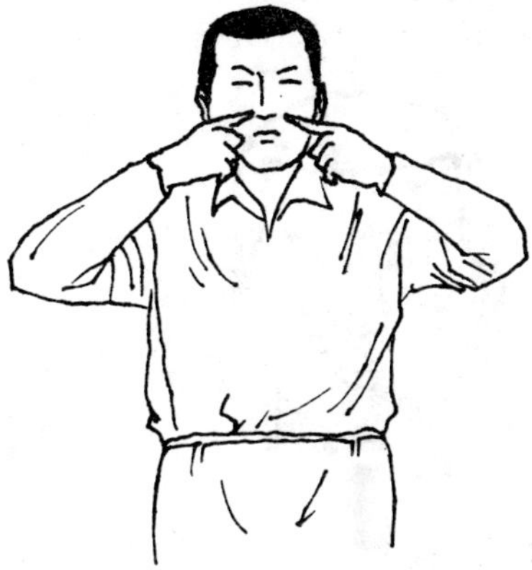

Abb. 210

Mit den Seiten der Daumen von den Yingxiang aufwärts nach den Nianzhu (jeweils an der inneren Spitze der Augenbraue gelegen, Abb. 211) jeden Morgen und Abend einmal reiben, bis die Nasenflügel erhitzt sind.

15. Leiten von *Qi* durch die Yongquan

Indikationen: Chronische Rhinitis, Kopfschmerzen und Schwindel.

Stehende Haltung 2. Den Körper entspannen und die Augen leicht schließen (Abb. 212). Sich auf die Yongquan (Abb. 25) konzentrieren. Nach 20 Minuten die beiden Zeigefinger in den Handtellern reiben, bis sie warm sind, und dann mit ihnen die Yingxiang (zwischen dem Mittelteil des Außenrands des Nasenflügels und der nasolabialen Furche gelegen) jeweils 108mal

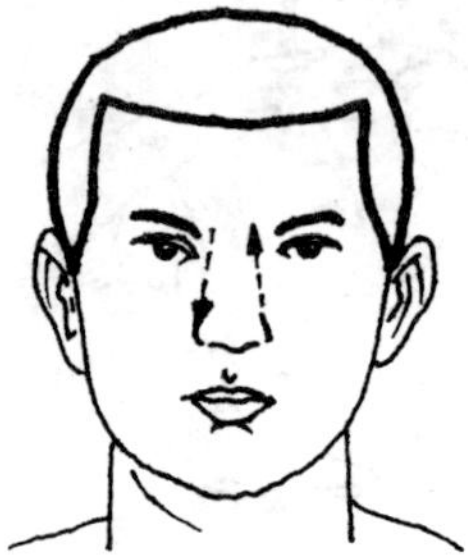

Abb. 211

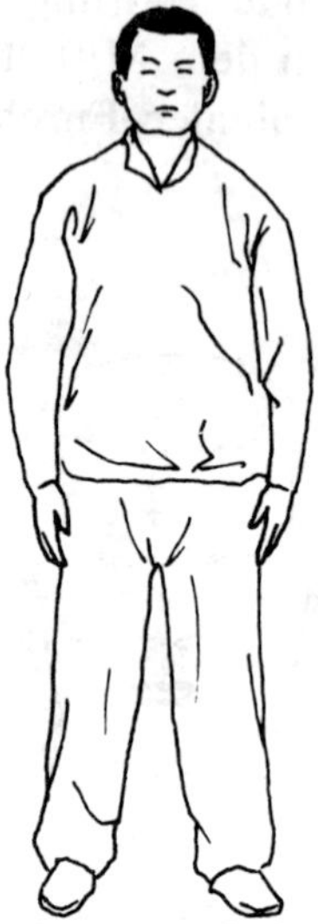

Abb. 212

zunächst mit dem linken Zeigefinger und dann mit dem rechten (Abb. 213 und 214) kurz drücken. Dies praktiziert man jeden Morgen und Abend.

16. Drücken der Nase für ein unbehindertes Atmen

Indikationen: Nasenverstopfung und Geruchsbeeinträchtigung.

Sitzhaltung. Man sitzt gegen die Sonne und entspannt sich. Nach dreimaligem Anhalten des Atems die Nasenflügel mit Daumen und Zeigefinger reiben, bis sie warm sind. Dies jeden Tag zwei- bis dreimal wiederholen (Abb. 215).

17. Sich auf den Punkt Fengfu konzentrieren

Indikationen: Kopfschmerzen, Fluß des Nasenschleims, ge-

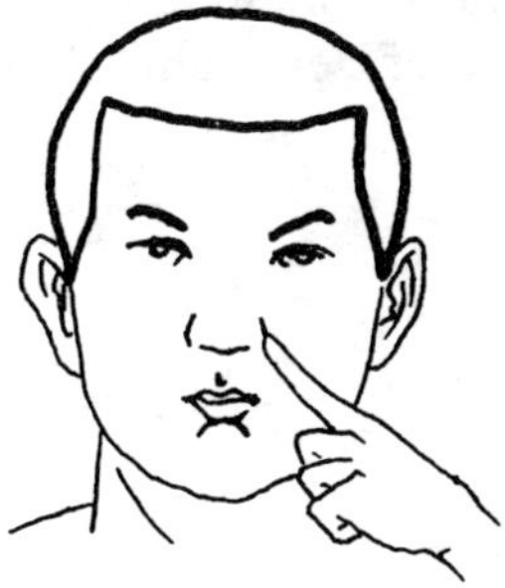

Abb. 213

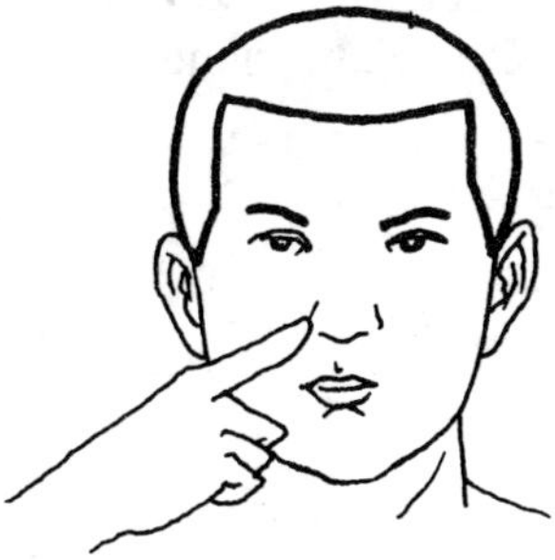

Abb. 214

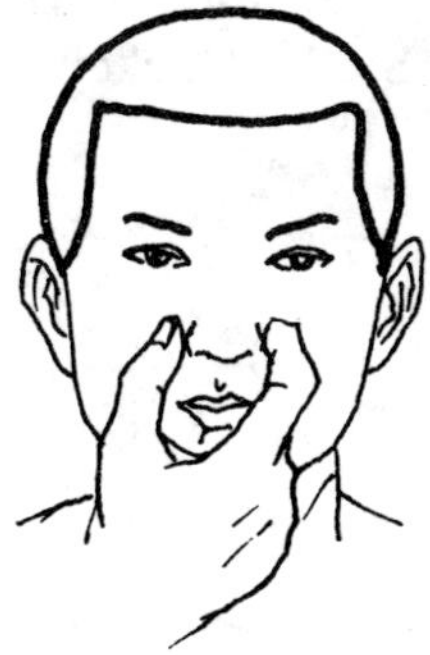

Abb. 215

schwollener und schmerzender Hals.

Stehende Haltung 2. Den Körper entspannen und sich 20 Minuten auf den Fengfu (am Hinterkopf, 1 *Cun* über dem Mittelpunkt der Haaransatzlinie, Abb. 216) konzentrieren. Diese Übung morgens und abends einmal praktizieren.

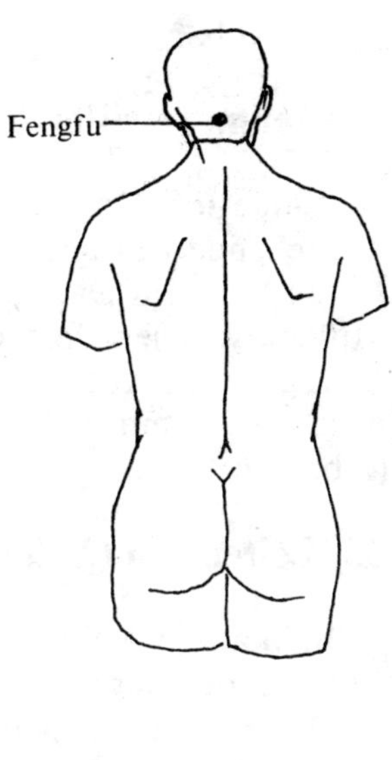

Abb. 216

18. Die Punkte Erkuo drücken

Indikation: Schmerzen der oberen Zähne.

Stehende Haltung 2. Den Körper entspannen.

(1) Mit den Zeigefingern die Erkuo (vor der Ohrmuschel am Haaransatz am oberen Rand des Jochbogens gelegen, Abb. 217) zunächst 64mal im Uhrzeigersinn und dann 64mal in die Gegenrichtung reiben.

(2) Mit dem Daumen und geringer

Kraft die drei fingerbreit vom Akupunkturpunkt Quchi entfernte Stelle drücken, bis ein leicht ziehender Schmerz entsteht (Abb. 218).

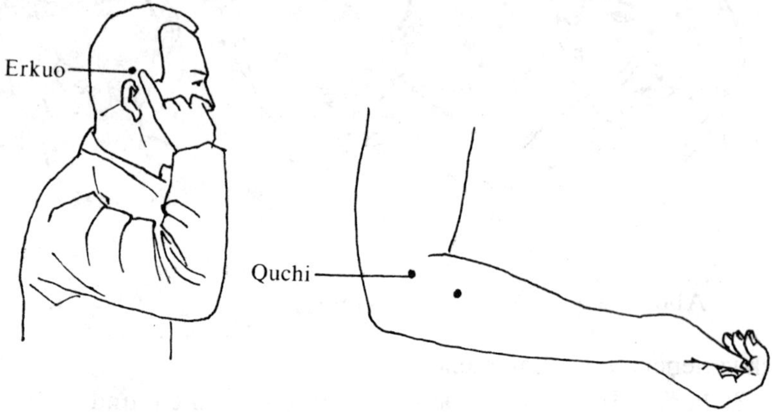

Abb. 217 Abb. 218

19. Schmerzstillendes Drücken von Akupunkturpunkten

Indikation: Schmerzen der unteren Zähne.

Stehende Haltung 2. Den Körper entspannen.

(1) Mit dem Daumen den Hegu (auf dem Handrücken in der Mulde zwischen dem ersten und dem zweiten Metakarpalknochen gelegen, Abb. 219) fest drücken.

(2) Mit dem Zeigefinger das Kinn 108mal kräftig drücken (Abb. 220).

20. Leiten von *Qi* durch Konzentration

Indikation: Aphthe.

Sitzende oder stehende Haltung einnehmen.

Den Körper entspannen und sich auf den Jinjin und den Yuye (Abb. 221) am Zungengrund konzentrieren, wobei die Männer

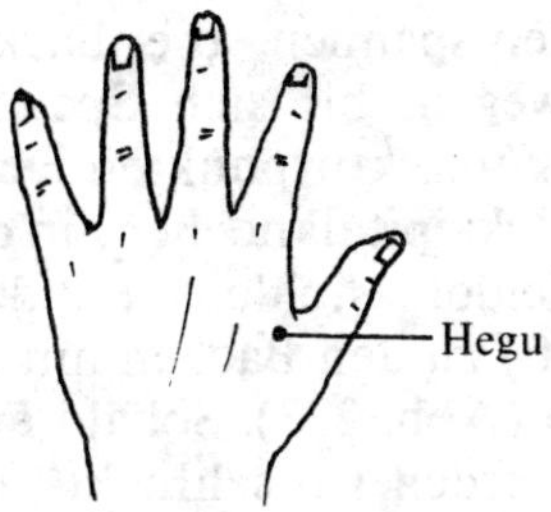

Abb. 219

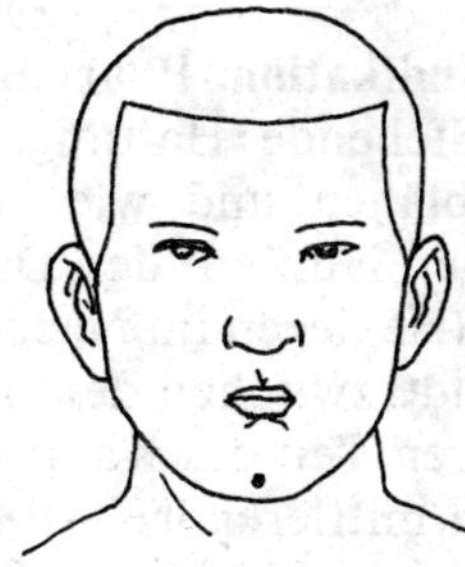

Abb. 220

mit dem linken Daumen und Zeigefinger den unteren Teil des Kinns massieren (Abb. 222), während Frauen dies mit dem rechten Daumen und Zeigefinger tun. Wenn sich der Speichel vermehrt, läßt man die Aphthe möglichst lang darin eintauchen. Dann wird die Speichelflüssigkeit in drei Malen geschluckt.

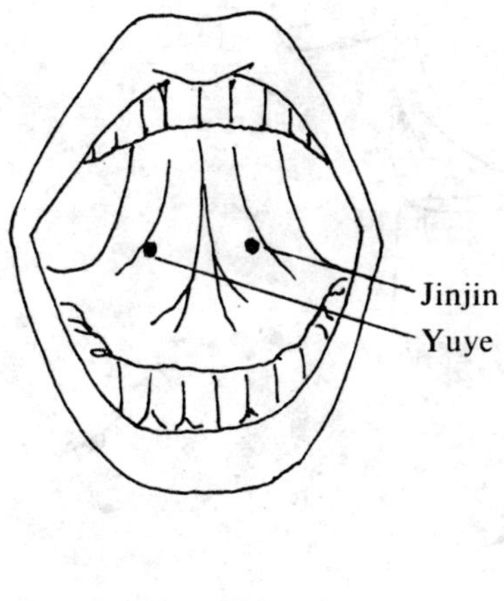

Abb. 221

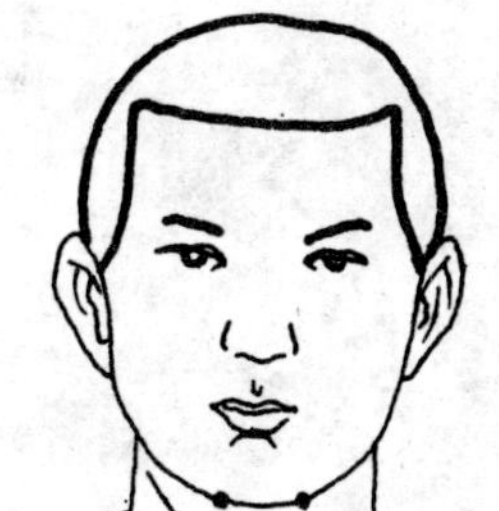

Abb. 222

21. Leiten des *Qi* durch das Schlucken von Speichels

Indikation: Pharyngitis.

Stehende Haltung 2. Den Körper entspannen, die Backen aufblähen und wie beim Gurgeln bewegen, bis sich Speichel bildet. Nun mit den Daumen von den Akupunkturpunkten Fengchi (sie liegen im Nacken, unterhalb des Okzipitalknochens in der Mulde zwischen dem Musculus sternocleidomastoideus und dem oberen Teil des Kappenmuskels, Abb. 10) zu den Backen hin bis zum mittleren Teil des Kinns massieren (Abb. 223). Sobald eine ausreichende Menge Speichel erzeugt worden ist, schluckt man ihn in drei Malen hinunter. Diese Übung dreimal durchführen.

Auch sonst bemüht man sich, die Zunge möglichst oft nach oben zu krümmen, um den Speichelfluß anzuregen.

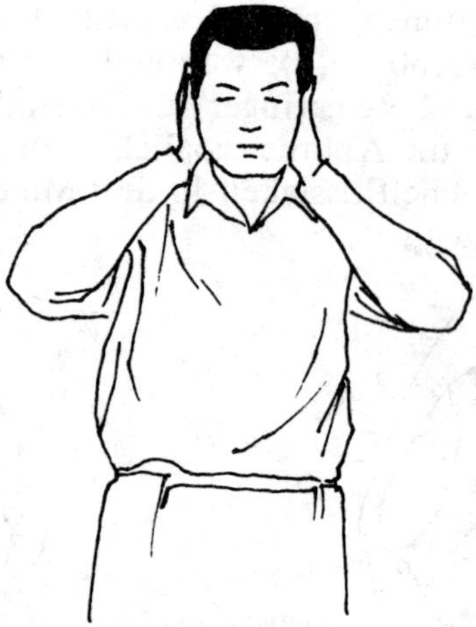

Abb. 223

22. Die Punkte Yinchi drücken

Indikationen: Heiserkeit und Pharyngitis.

Sitzhaltung. Den Körper entspannen. Mit dem linken und dem rechten Daumen die Punkte Yinchi am rechten und am linken Arm (1 *Cun* über der Querfalte der Handwurzel am radialen Rand des radialen Handwurzelbeugers gelegen, Abb. 225 und 226) jeden Morgen und Abend 108mal drücken (Abb. 224).

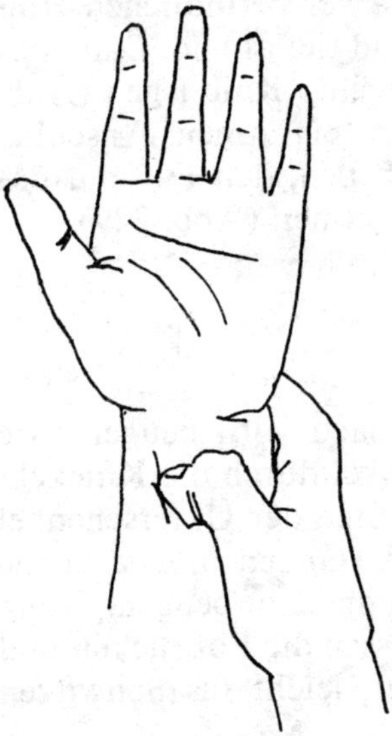

Abb. 224

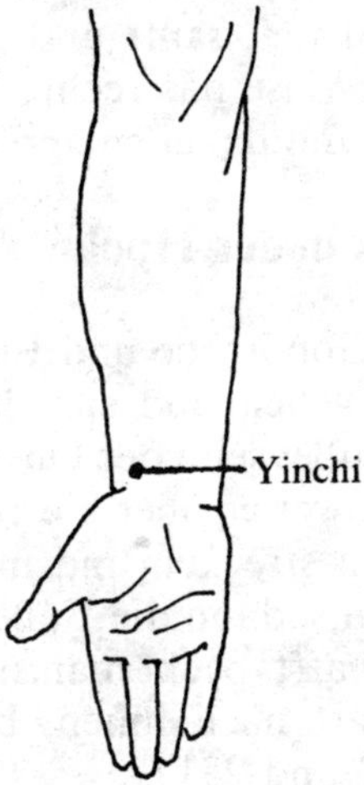

Abb. 225

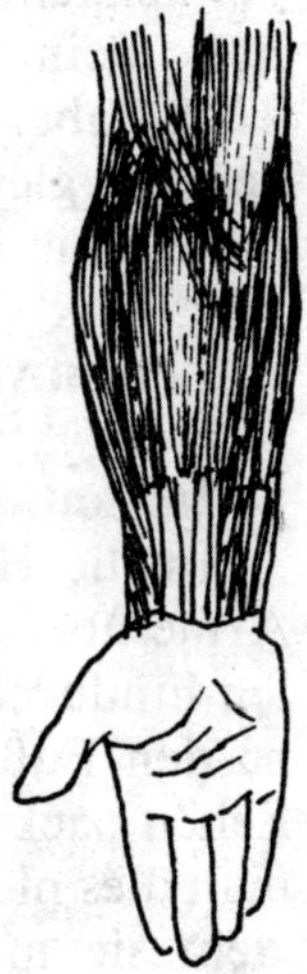

Abb. 226

Kapitel X Die Harnorgane und das Fortpflanzungssystem

1. Leiten von *Qi* durch Anheben der Beine

Indikationen: Behindertes Urinieren bzw. häufiges Urinieren.

Sitzhaltung, den Körper entspannen (Abb. 227). Sich auf den zwischen dem Geschlechtsteil und dem After befindlichen Huiyin konzentrieren und 24mal natürlich und tief atmen. Dann das linke Bein heben und den Fuß auf das rechte Knie legen (Abb. 228), dabei 36mal tief, sanft und gleichmäßig atmen. Anschließend in gleicher Weise das rechte Bein heben, den Fuß auf das linke Knie legen und dabei entsprechend atmen (Abb. 229).

2. Leiten von *Qi* in der Hocke

Indikationen: Gonorrhoe und Enuresis.

In die Hocke gehen und sich leicht nach vorn beugen. Die Arme über die Außenseite der Oberschenkel durch die Kniekehlen hindurch und weiter über die Innenseiten der Unterschenkel zu den Fußrücken strecken und mit den Händen möglichst die Zehen packen, um sodann die Füße nach oben zu beugen. Wenn man dies nicht schafft, packt man statt dessen die Fußrücken und zieht sie mit Kraft nach innen, bis man leicht ins Schwitzen kommt (Abb. 230 und 231).

3. Sich auf den Punkt Huiyin konzentrieren

Indikationen: Erkrankung der Geschlechtsteile, Stärkung der Geschlechtsorgane.

Stehende Haltung 2. Den Körper entspannen und sich 20 Minuten auf den zwischen dem Geschlechtsteil und dem After befindlichen Huiyin konzentrieren. Dies macht man jeden Morgen und Abend.

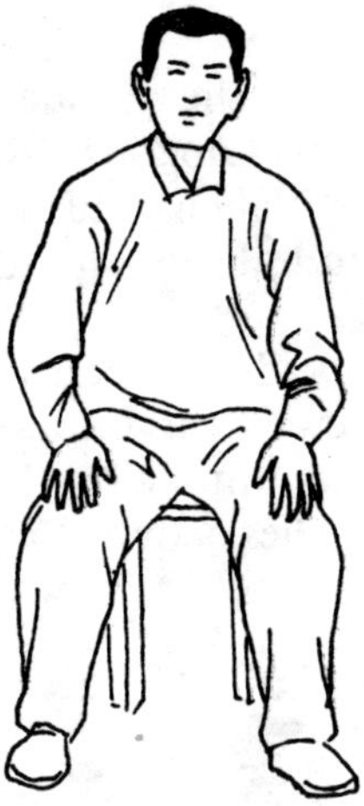
Abb. 227

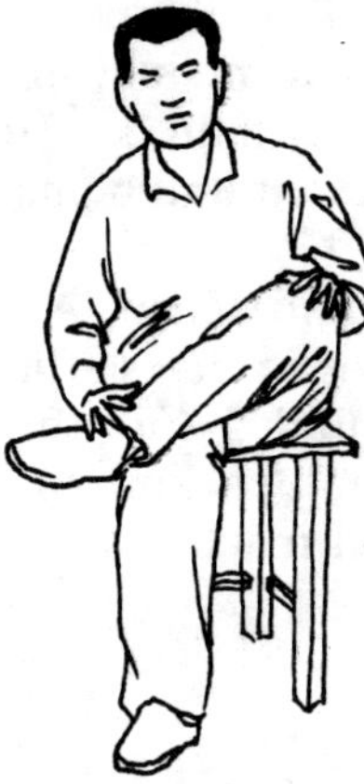
Abb. 228

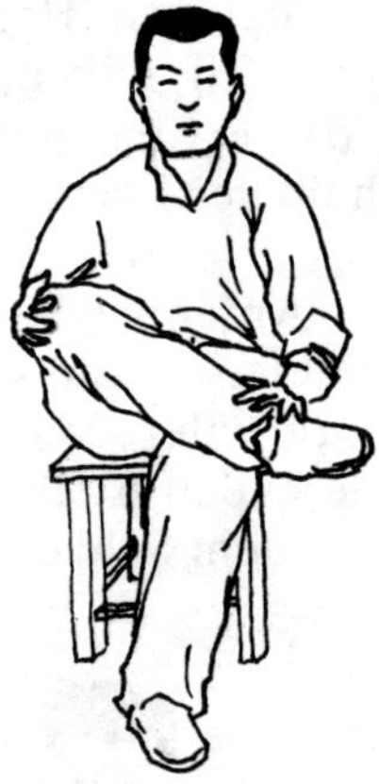
Abb. 229

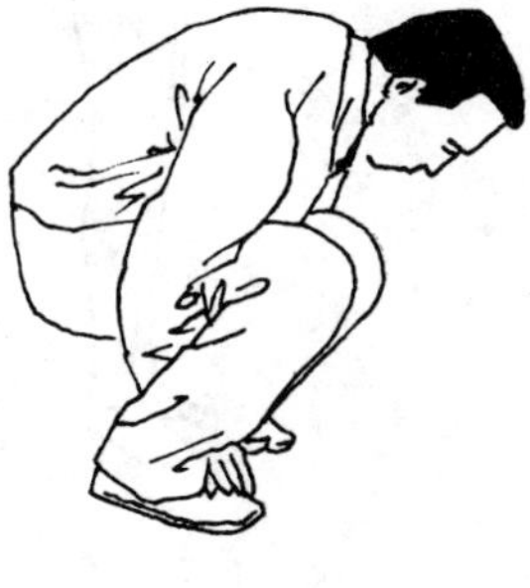
Abb. 230

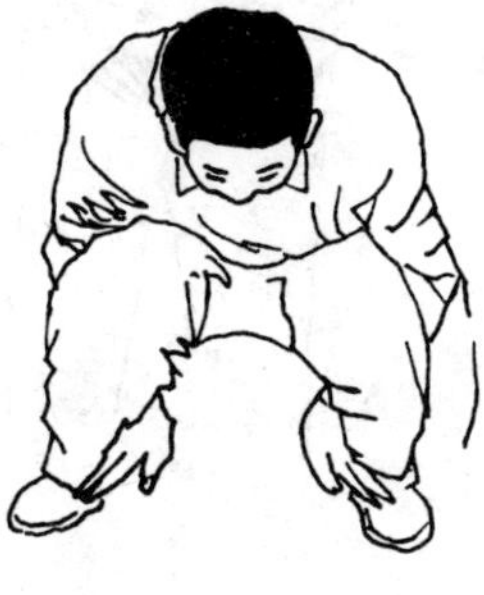
Abb. 231

4. Konzentration beim Reiben des Bauchs

Indikationen: Penis- und Hodenschmerzen.

Stehende Haltung 2. Den Körper entspannen, die Hände gegenseitig reiben, bis sie warm sind, und mit den Laogong (Abb. 20) die Stellen 4 *Cun* unterhalb der Höhe des Nabels und oberhalb der Leisten fest pressen und 64mal auf und ab reiben (Abb. 232).

Anschließend entspannt stehen, Arme an beiden Seiten hängen lassen und sich auf die 5 *Fen* seitlich des jeweiligen Guilai (4 *Cun* unter dem Nabel und 2 *Cun* seitlich von ihm, Abb. 233) liegenden Stellen 20 Minuten konzentrieren. Dies jeden Abend vor dem Schlafen einmal machen.

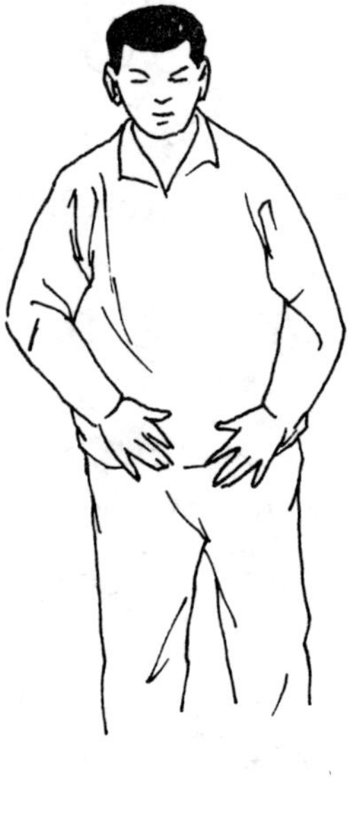

Abb. 232

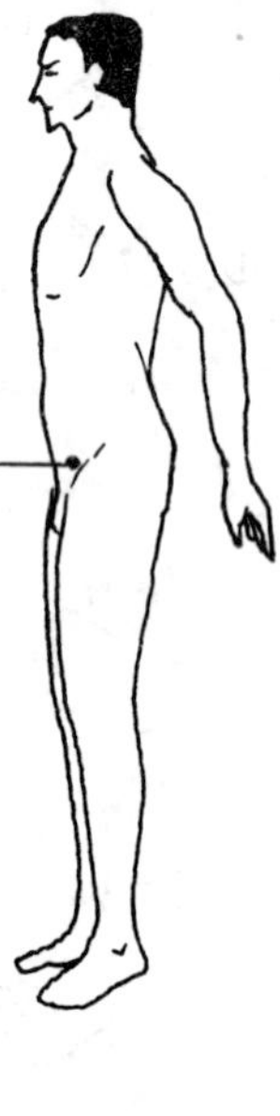

Abb. 233

5. Füße und Beine reiben

Indikationen: Impotenz, Nachlassen der Geschlechtsfunktionen.

Sitzen und die Füße in warmes Wasser tauchen. Dann die Sohlen jeweils 108mal reiben (Abb. 234).

Anschließend die Sohlen gegenseitig pressen, mit den Handflächen und wenig Kraft jeweils den Teil von der Innenseite des Knies bis zur Leiste 108mal reiben (Abb. 235).

Diese Übung jeden Abend vor dem Schlafen einmal machen.

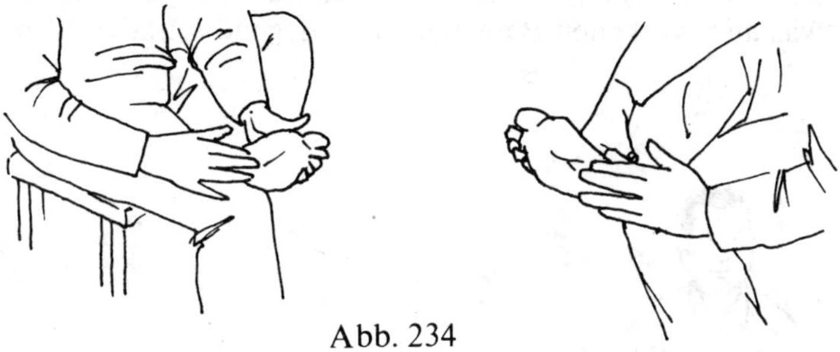

Abb. 234

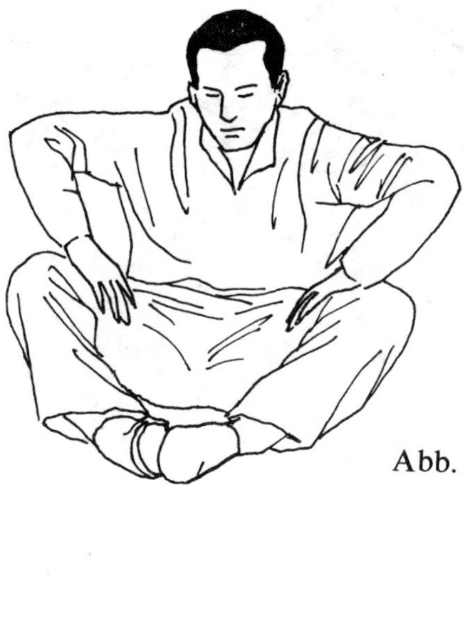

Abb. 235

6. Den Bauch zur Regulierung des Atems reiben

Indikationen: Emission und Spermatorrhoe.

Stehende Haltung 2. Den Körper entspannen, die linke Hand auf den Unterbauch pressen und die rechte Hand auf die linke legen. Dann mit beiden Händen zunächst im Uhrzeigersinn und dann in die Gegenrichtung jeweils 36mal Kreisbewegungen machen (Abb. 236). Langsam einatmen, bis die Luft in den Mingmen (Abb. 57) fließt. Gleichzeitig die Hände zu Fäusten ballen, den Unterbauch zurückziehen und den After zusammenziehen. Zum Schluß langsam ausatmen. Die Atmung siebenmal wiederholen. Diese Übung jeden Abend einmal machen und dann mit etwas angewinkelten Beinen seitlich liegend schlafen (Abb. 237).

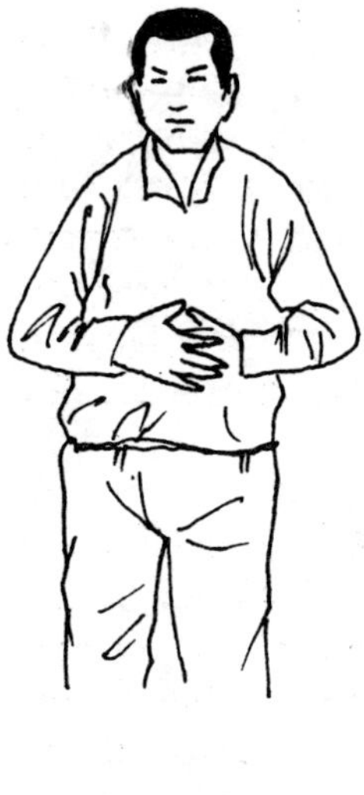

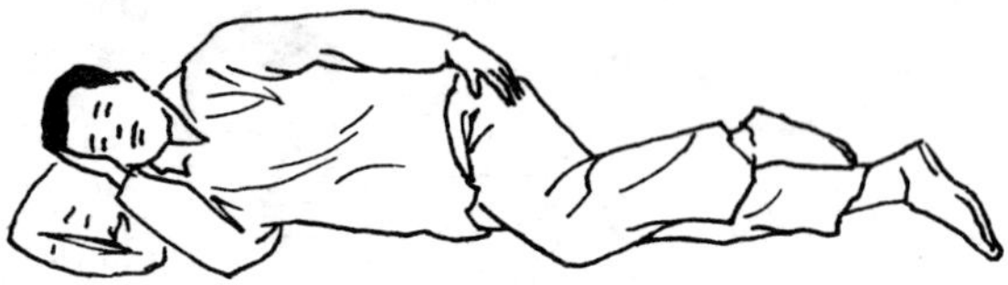

Abb. 237

Abb. 236

Kapitel XI Gynäkologie

1. Die Brüste „bestrahlen“

Indikation: Brustdrüsen-Hyperplasie.

Stehende Haltung 2. Den Körper entspannen und die Augen leicht schließen (Abb. 238). Sich in der Reihenfolge von oben nach unten auf folgende Akupunkturpunkte konzentrieren: Baihui, Jianjing, Danzhong, den Nabel, Huiyin, Xuehai, Yinlingquan, Sanyinjiao und Yongquan, sodann auf die große Zehe, die zweite, die dritte, die vierte Zehe und die kleine Zehe und erneut auf die Akupunkturpunkte Yongquan (Abb. 25). Die einzelnen Konzentrationen dauern 30 Sekunden bis 1 Minute.

Anschließend sich vorstellen, daß es jeweils am Yongquan einen Luftball gibt, der zunächst im Uhrzeigersinn und dann in die Gegenrichtung 36mal um diesen Akupunkturpunkt kreist, dann in die Yongquan strömt und sich entlang dem jeweiligen Fußgelenk und der jeweiligen Wade langsam bis zum Unterbauch bewegt.

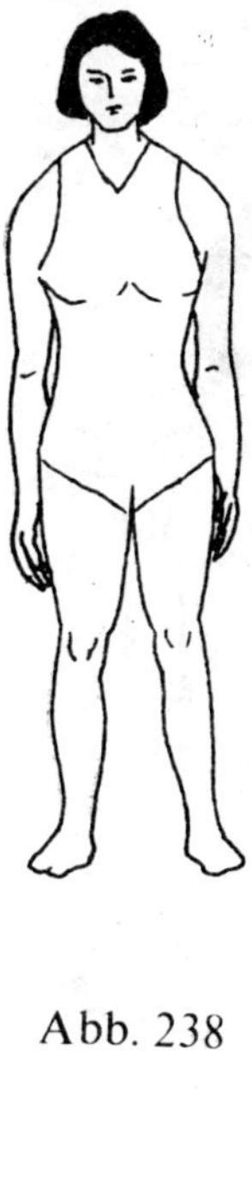

Abb. 238

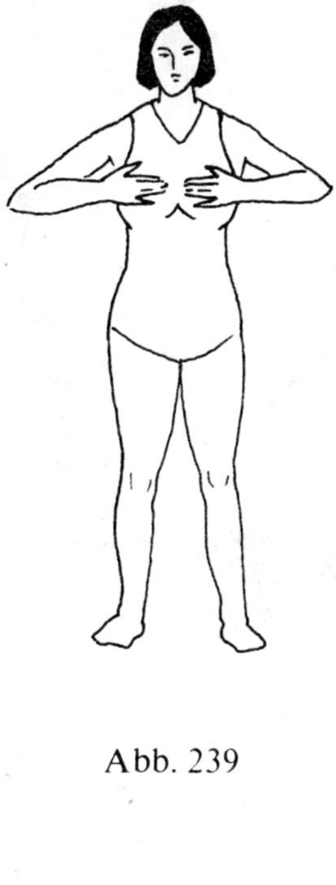

Abb. 239

Die Hände falten und fünf Minuten stehen. Dann die Knie leicht beugen, die Handflächen etwa 10 cm vor die unteren Partien der Brüste entfernt halten. Dann 10 Minuten stehen, bis man ein warmes Gefühl in den Brüsten verspürt (Abb. 239). Mit den

Händen eine ableitende Bewegung nach außen machen, damit die kranke Luft von den Brüsten abwärts durch die Yongquan strömt und in den Boden geleitet wird.

Diese Übung jeden Morgen und Abend einmal machen.

2. Die Qizhong „bestrahlen"

Indikationen: Blutmangel und Asthma.

Stehende Haltung 2. Den Körper entspannen, die Hände seitlich heben, eine bogenförmige Bewegung nach vorn machen und dann die Hände falten. Die Knie leicht beugen und auf die Mittelfinger blicken (Abb. 240). 10 Minuten stehenbleiben und dann die Hände voneinander trennen. Die beiden Laogong (Abb. 20) jeweils etwa 10 cm vom Bauch entfernt gegen die Qizhong (sie liegen 1,5 *Cun* unter dem Nabel, jeweils 1,5 *Cun* seitlich von ihm, Abb. 242) richten (Abb 241). 10 bis 20 Minuten so stehenbleiben und diese Übung jeden Morgen und Abend einmal praktizieren.

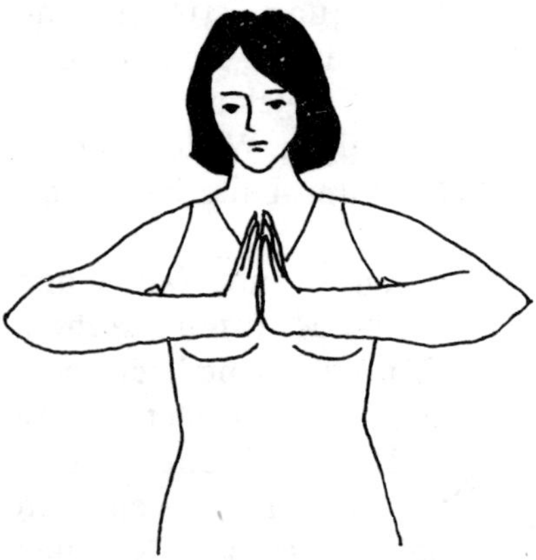

Abb. 240

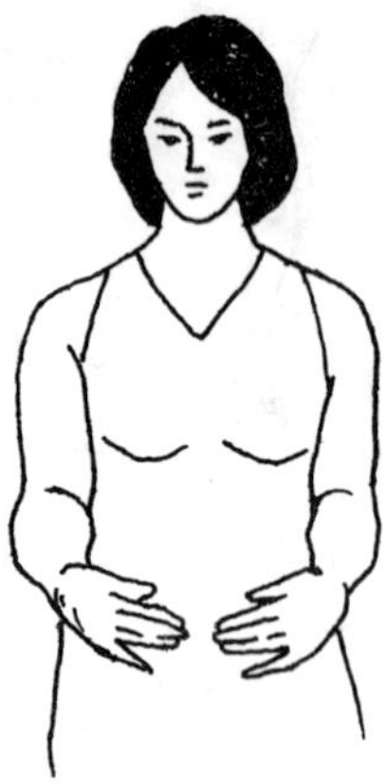

Abb. 241

3. Moxibustion der Guanyi

Indikationen: Kolik im Unterbauch und Schmerzen innerhalb des Geschlechtsorgans

Auf dem Bauch liegen und mit der Moxarolle die Guanyi (sie liegen jeweils hinter dem Kniegelenk auf der Seite der Wadenbeins, in der Mulde 1 *Cun* über der Querfalte der Kniekehle, Abb. 243 und 244) jeden Morgen und Abend 10 Minuten räuchern.

4. Bauch massieren und Atem regulieren

Indikation: Unterleibsbeschwerden.

Stehende Haltung 2. Die rechte Hand auf den Unterbauch pressen und die linke auf die rechte Hand legen (Abb. 245). Nun mit den Händen den Bauch zunächst im Uhrzeigersinn und dann in die Gegenrichtung jeweils 36mal massieren. Dabei sich vorstellen, es gebe im Unterbauch einen Ball, der sich mit der Handbewegung dreht.

Dann atmet man 36mal tief ein und normal wieder aus. Beim Einatmen sich vorstellen, der Nabel ziehe sich zurück und presse an den Mingmen (Abb. 57). Die Übung jeden Morgen und Abend einmal machen. Man kann auch eine Sitzhaltung einnehmen.

5. Den Bauch reiben und „bestrahlen“

Indikationen: Übermäßige Menstruation und Leukorrhoe.

Stehende Haltung 2. Die rechte Hand auf den Bauch pressen und die linke auf die rechte Hand legen (Abb. 246). Nun zunächst im Uhrzeigersinn und dann in die Gegenrichtung den Bauch jeweils 36mal massieren.

Stehende Haltung 2. Die Knie leicht beugen und die Hände 108mal aneinander reiben. Sich dabei auf die Handflächen konzentrieren. Nun die Hände etwa 10 cm entfernt vor den Unterbauch halten, wobei die Fingerspitzen etwa 5 cm voneinander entfernt sind (Abb. 247). Sich dabei vorstellen, daß es im Dantian

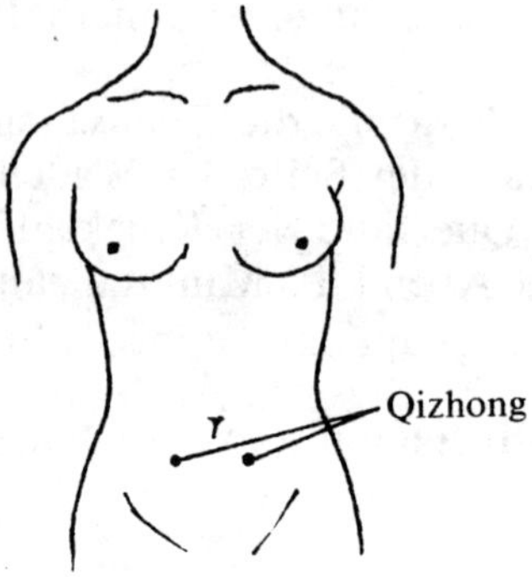

Abb. 242

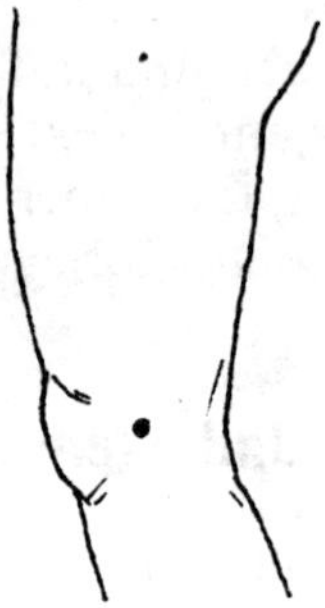

Abb. 243

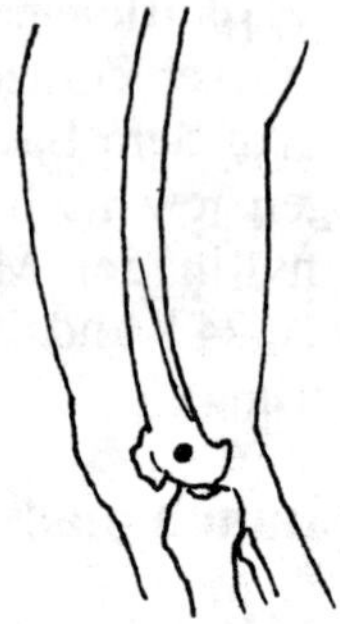

Abb. 244

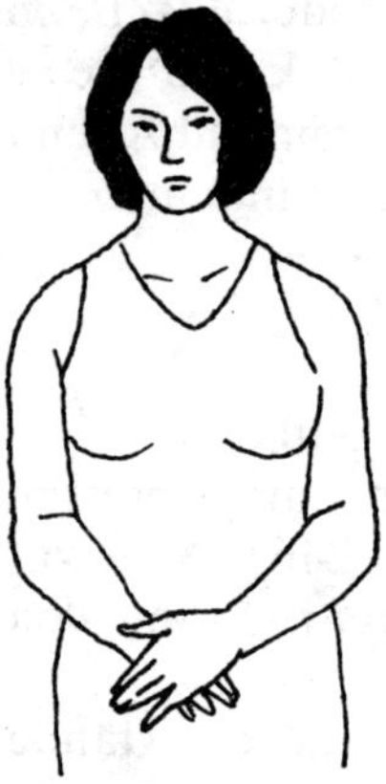

Abb. 245

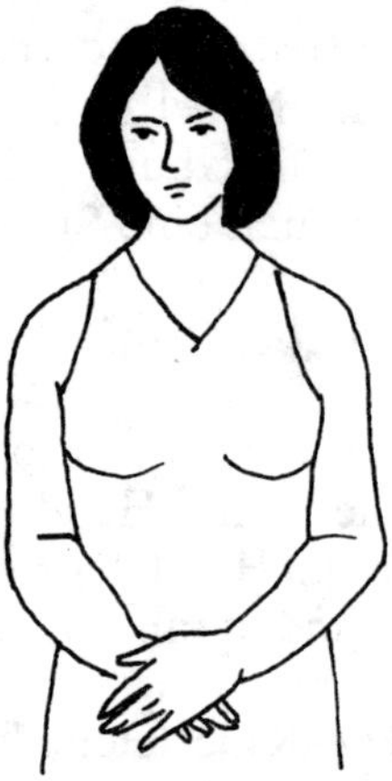

Abb. 246

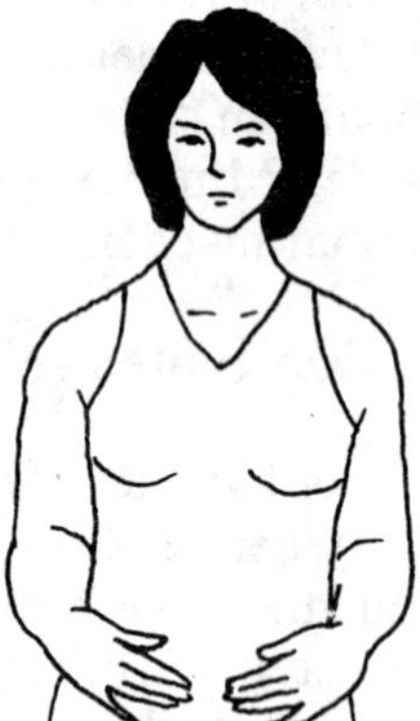

Abb. 247

(auf der Mittellinie des Bauchs, 1,5 bis 4 *Cun* unter dem Nabel) warm würde, und man bekommt ein warmes Gefühl. Übungsdauer 10 bis 15 Minuten.

6. Moxibustion der Shiguan

Indikation: Akute Beinschmerzen nach einer Geburt.

Diese Übung kann man sowohl in sitzender als auch stehender Haltung machen. Mit der Moxarolle die Akupunkturpunkte Shiguan (4 *Cun* unter den Brustwarzen und 1 *Cun* seitlich von ihnen gelegen, Abb. 248) 10 Minuten räuchern. Wenn die Schmerzen nicht nachlassen, räuchert man weitere 10 Minuten.

7. Die Punkte Bailao „bestrahlen"

Indikationen: Schmerzen am ganzen Körper nach einer Geburt, Nackenmuskelkrampf.

Stehende Haltung 2. Den Körper entspannen, die Hände warm reiben. Nun mit den Handflächen die Akupunkturpunkte Bailao (auf dem Nacken, 1 *Cun* unter dem hinteren Haaransatz und jeweils 1 *Cun* seitlich von dessen Mittellinie entfernt, Abb. 249)

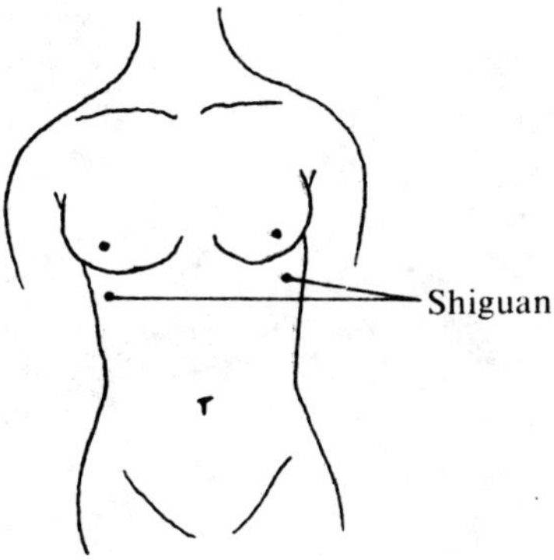

Abb. 248

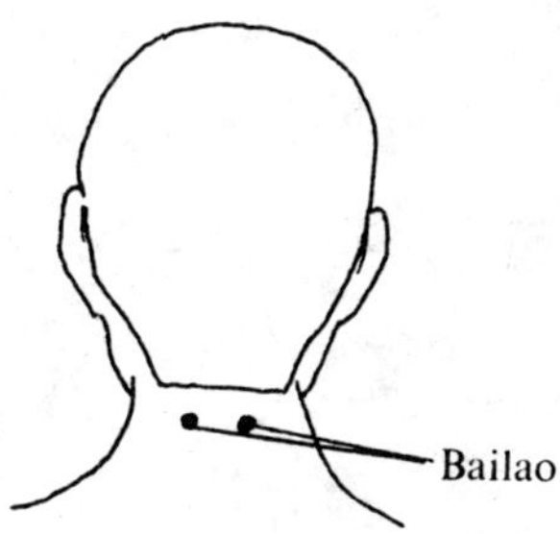

Abb. 249

108mal auf und ab reiben. Anschließend die Handflächenwurzel gegen den hinteren Haaransatz drücken und die Laogong (Abb. 20) in einer Entfernung von 3 bis 5 cm 10 Minuten gegen die Bailao richten.

Kapitel XII Chirurgie

1. Atem durch die Poren regulieren

Indikation: Hautkrankheiten.

Stehende Haltung 2. Den Körper entspannen, die Augen ein wenig schließen oder geradeaus schauen, die Knie leicht beugen (Abb. 250). Sich konzentrieren und sanft atmen. Beim Ausatmen sich vorstellen, daß die Poren des ganzen Körpers sich öffnen und kranke Luft nach außen drängt. Beim Einatmen sich vorstellen, daß die Poren frische Luft aufnehmen und alle inneren Organe mit der Atmosphäre des Weltalls zusammen atmen. Die Übungsdauer 20 Minuten.

2. Leiten von *Qi* durch gekreuzte Arme

Indikationen: Hautjucken, Muskelkrampf.

Stehende Haltung 1. Den Körper entspannen, aufrecht stehen, Kopf nach hinten neigen und 24mal natürlich atmen. Arme kreuzen und mit der linken Hand den rechten Jianjing (Abb. 134) und mit der rechten Hand den linken Jianjing pressen (Abb. 251). Die Hände dort liegen lassen, die Ellbogen über die Schultern heben und 24mal auf und ab bewegen (Abb. 252).

3. Knie beugen und die Füße packen

Indikationen: Hämorrhoiden, Knieschmerzen.

Auf dem Bett aufrecht sitzen, die Knie beugen, die Fußsohlen aneinander pressen und die Füße packen und nach innen ziehen (Abb. 253). Nun mit den Händen die Knie nach oben ziehen, ohne die Sohlen voneinander zu trennen (Abb. 254). Dann die Hände entspannen und die Knie wieder in ihre ursprüngliche Position bringen. Diese Bewegungen 24mal wiederholen. Anschließend mit den Händen die Füße packen und den Oberkörper 24mal zuerst im Uhrzeigersinn und dann 24mal in die Gegenrich-

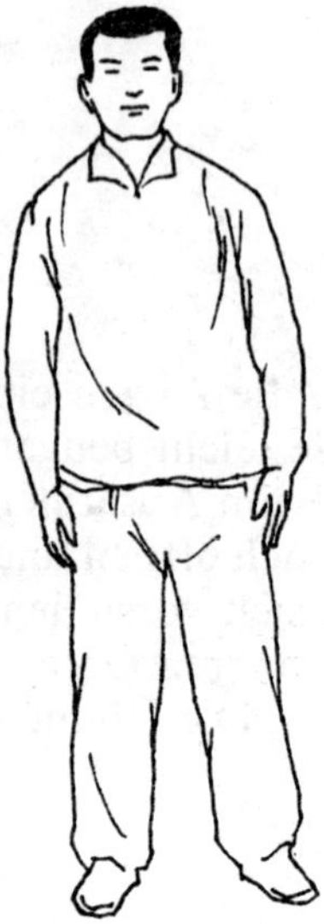

Abb. 250

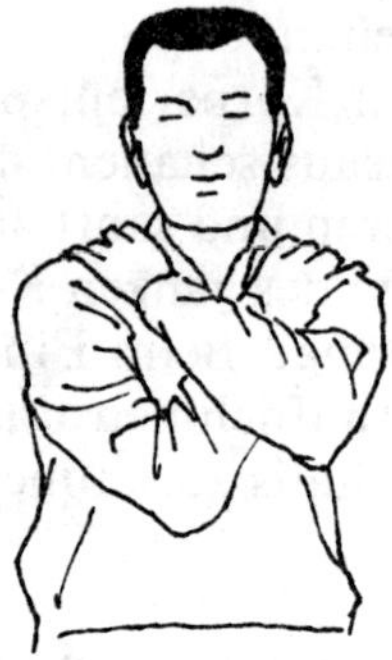

Abb. 251

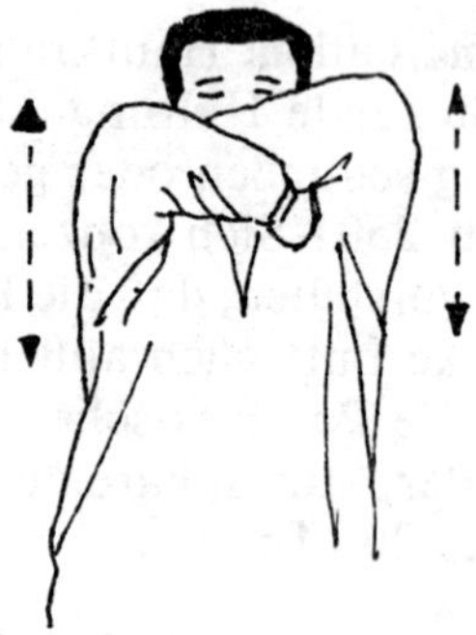

Abb. 252

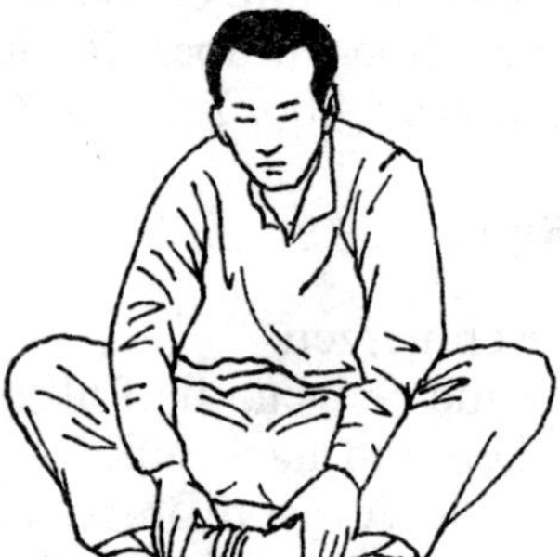

Abb. 253

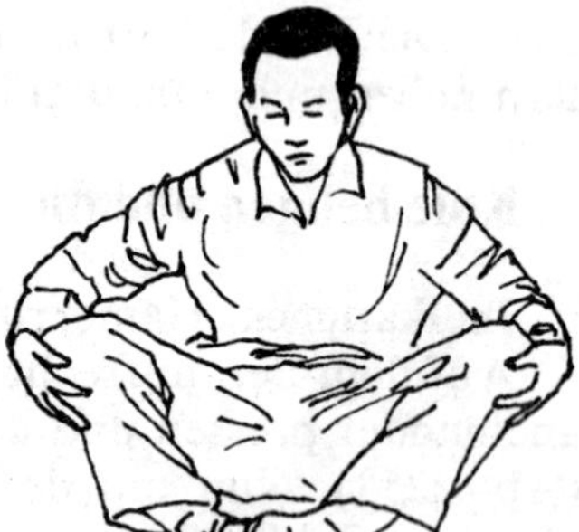

Abb. 254

tung drehen (Abb. 255 und 256).

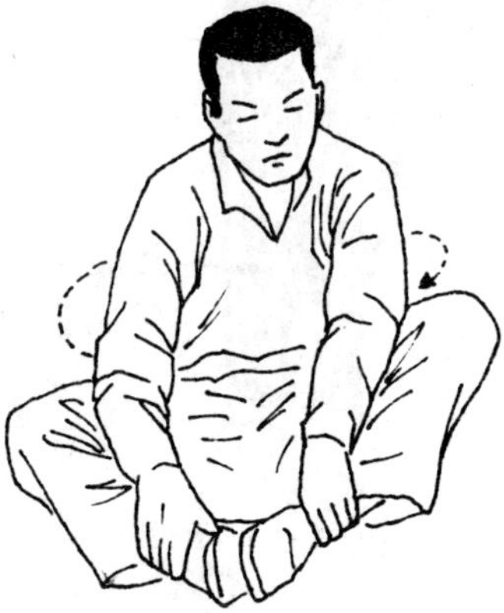

Abb. 255

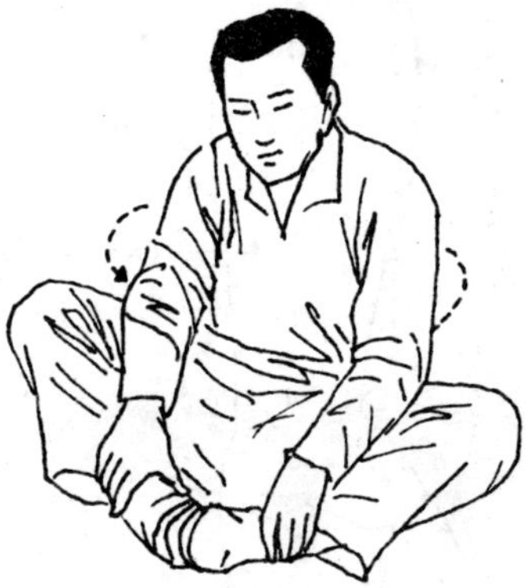

Abb. 256

4. Die Punkte Dingshu pressen

Indikationen: Furunkel und Karbunkel.

Sitzhaltung. Den Körper entspannen und mit den Daumen den rechten und linken Dingshu (jeweils 4 *Cun* über der dritten Querfalte der Handwurzel am ulnaren Rand gelegen, Abb. 258 und 259) 108mal pressen (Abb. 257). Jeden Morgen und Abend einmal praktizieren.

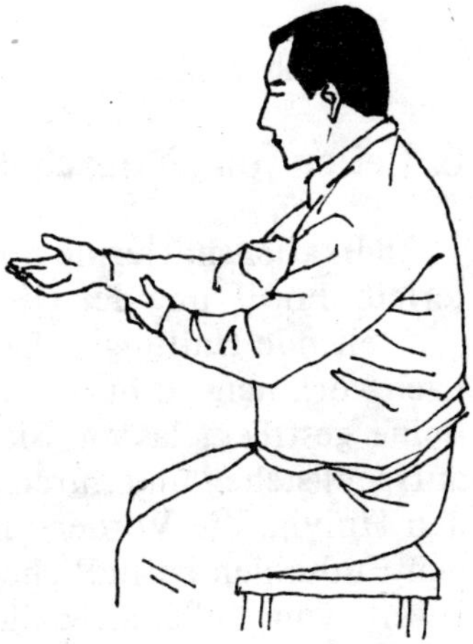

Abb. 257

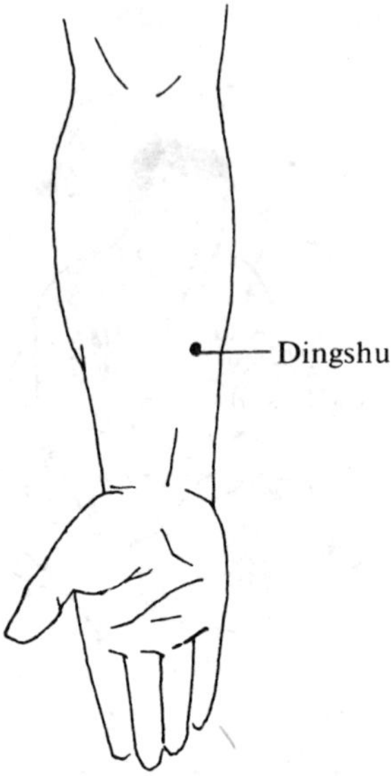

Abb. 258

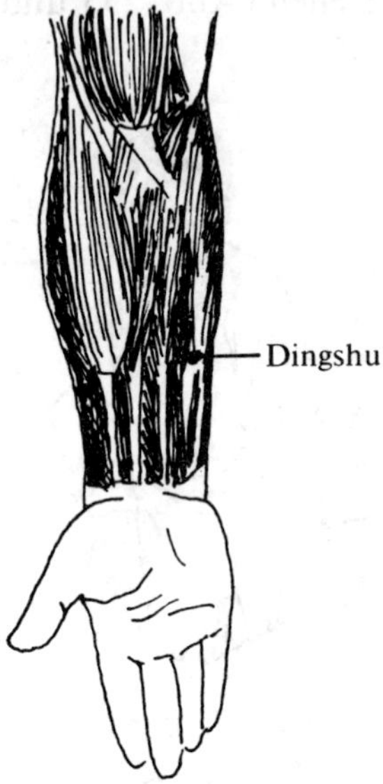

Abb. 259

5. Leiten von *Qi* durch den ganzen Körper

Indikationen: Hernie und geschwulstartige Verdickung im Unterleib. Förderung der *Qi*- und Blutzirkulation.

Stehende Haltung 2. Den Körper entspannen (Abb. 260), sich nach vorn neigen, bis die Hände an die Zehen reichen, dabei die Beine gestreckt lassen. Siebenmal tief atmen (Abb. 261). Dann aufrecht stehen und durch Konzentration die Luft im Bauch über den Huiyin, die Vorder- und Innenseite der Beine bis zu den in den Fußsohlen befindlichen Punkten Yongquan leiten und dann jeweils vom äußeren Malleolus entlang der Außen- und Hinterseite der Beine aufwärts zu den Akupunkturpunkten Weige, Mingmen, Jiaji und Baihui und über die Schultern, Arme und

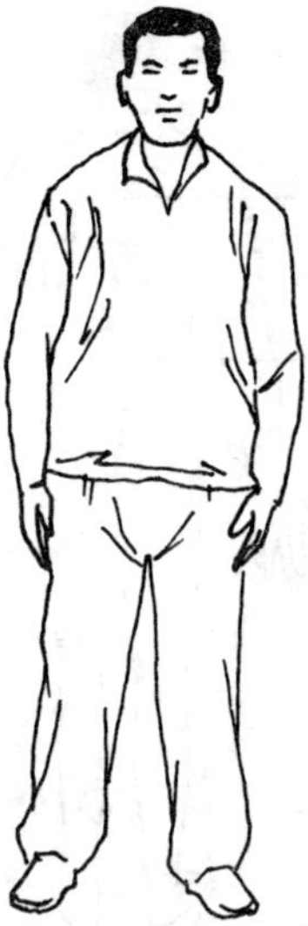

Abb. 260

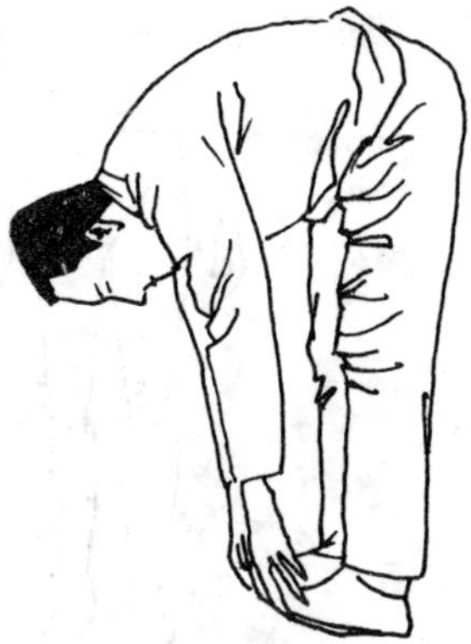

Abb. 261

Hände sowie über den Danzhong zum Dantian (Unterleib) zurückführen (Abb. 262). Anschließend auf einem harten Bett sitzen, die Beine ausstrecken, den Körper nach vorn neigen und mit den Händen die Zehen beider Füße packen und zurückziehen, während man siebenmal tief atmet (Abb. 263). Den Oberkörper aufrichten, die Beine bleiben ausgestreckt, und die im Bauch befindliche Luft erneut wie vorher durch den Körper leiten.

6. Leiten von Qi im Kopf

Indikation: Halsstarre.

Sitzhaltung. Das Kinn zunächst zum linken und dann zum rechten Jianjing (Abb. 134) jeweils 64mal bewegen (Abb. 264 und 265).

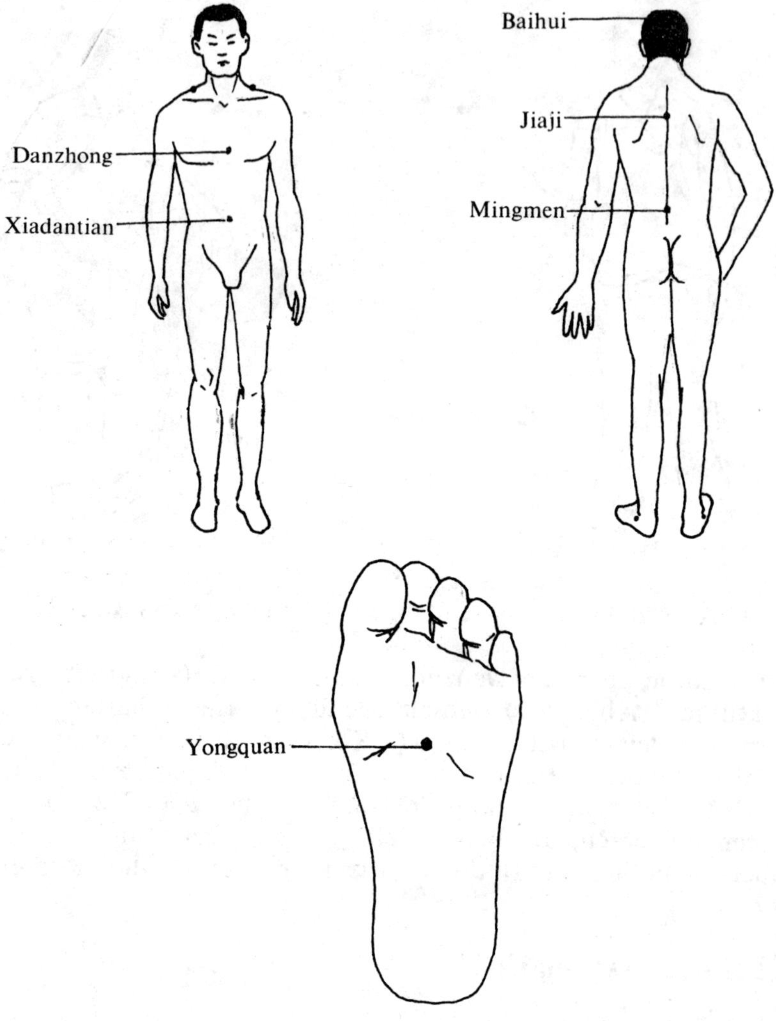

Abb. 262

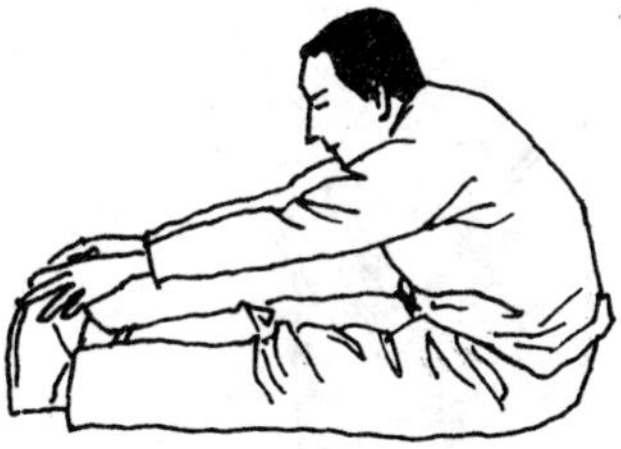

Abb. 263

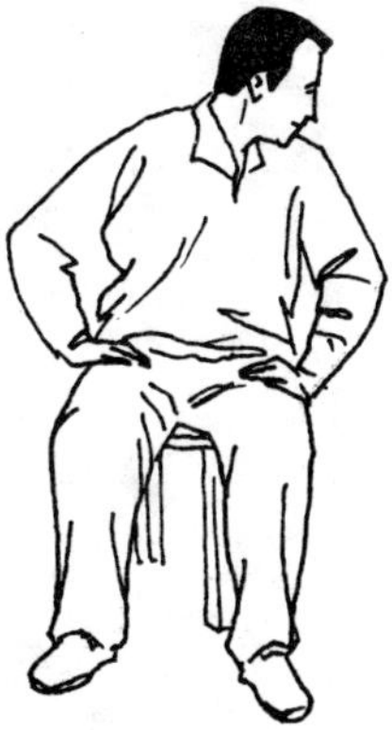

Abb. 264

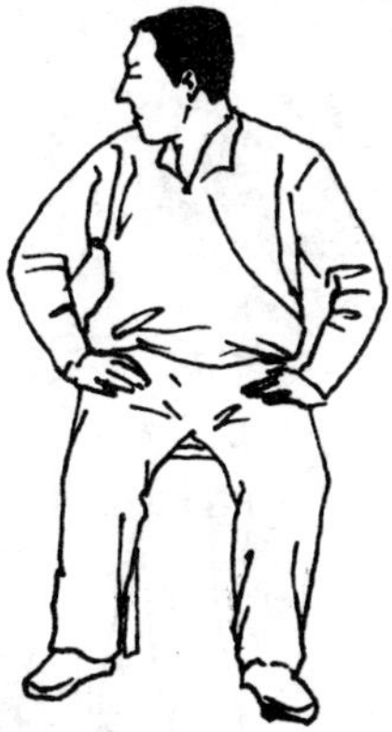

Abb. 265

Mit den Händen den jeweiligen Fengchi (im Nacken, unterhalb des Okzipitalknochens gelegen, in der Mulde zwischen dem Musculus sternocleidomastoideus und dem oberen Teil des Kappenmuskels, Abb. 10) warm reiben (Abb. 266).

7. Leiten von Qi an beiden Seiten des Bauchs

Indikation: Chronische Blinddarmentzündung.

Stehende Haltung 2. Den Körper entspannen und die Hände falten (Abb. 267). Nach fünf Minuten die beiden Laogong (Abb. 20) gegen die 4 *Cun* unter dem Nabel und jeweils 3 *Cun* seitlich von ihm gelegenen Stellen drükken (Abb. 268). Fünf Minuten später mit den Händen an denselben Stellen zunächst im Uhrzei-

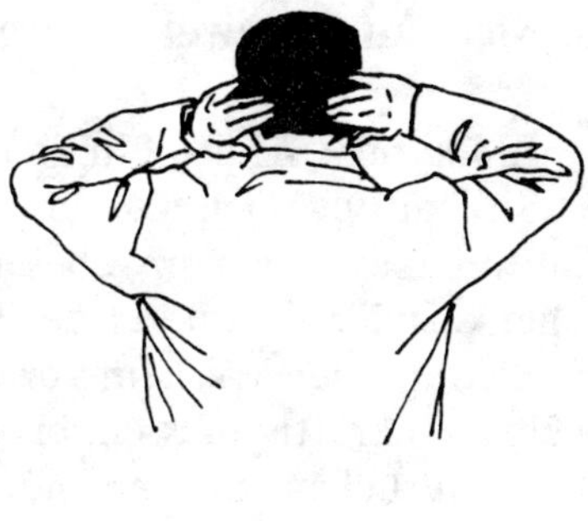

Abb. 266

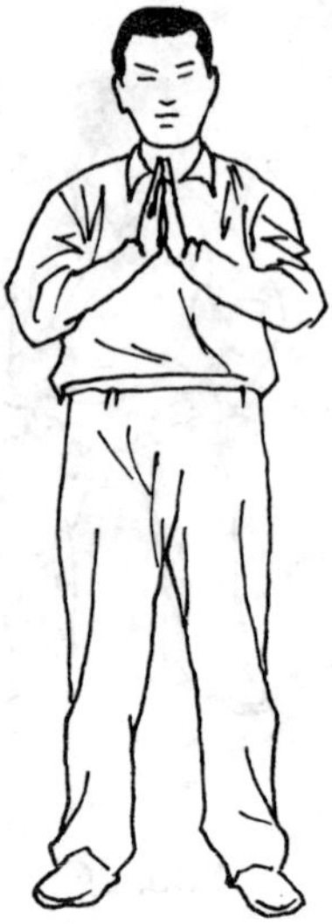

Abb. 267

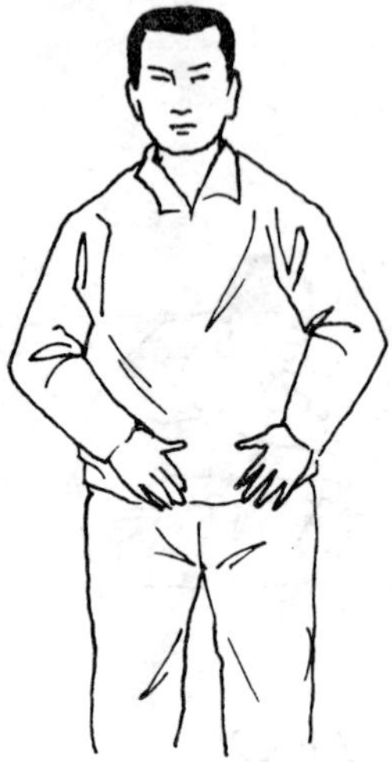

Abb. 268

gersinn und dann in die Gegenrichtung jeweils 36mal kreisen. Zum Schluß die Stellen wieder fünf Minuten lang drücken.

8. Sich auf die zwei Lanwei konzentrieren

Indikation: Akute Blinddarmentzündung.

Sitzhaltung. Den Körper entspannen und mit den Daumen die Lanwei (sie liegen im oberen Teil der Vorderseite des Unterschenkels, 5,5 *Cun* unter der Mittellinie der Kniescheibe und am Außenrand der Muskeln vor dem Schienbein, Abb. 269 und 270) mehrfach kräftig pressen, bis ein ziehendes und taubes Gefühl an den Fußrücken zu empfinden ist. Danach den ganzen Körper entspannen, die Augen schließen und die Gedanken 20 Minuten auf die Lanwei konzentrieren.

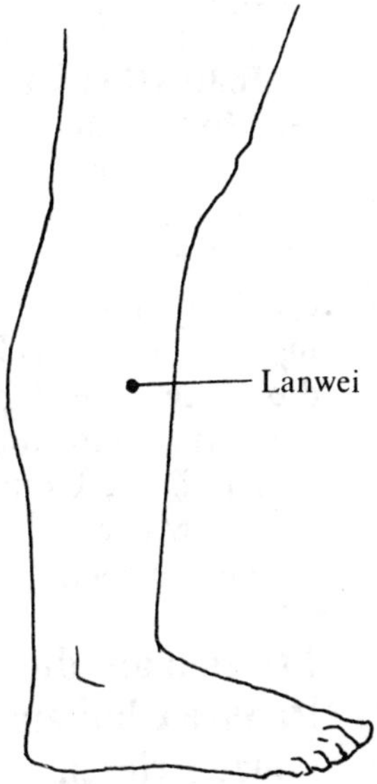

Abb. 269

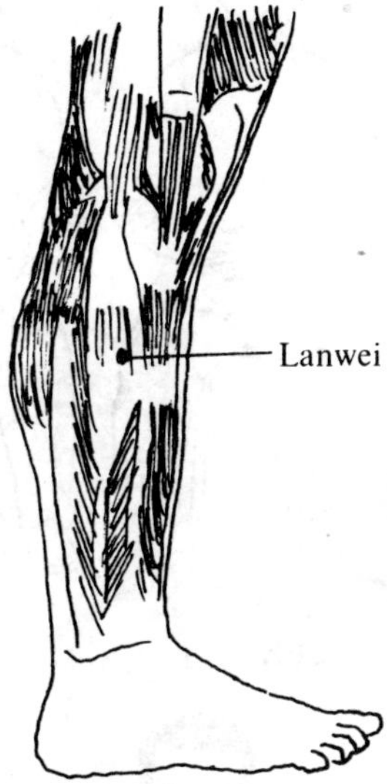

Abb. 270

9. Mittels des Dantian atmen

Indikationen: Prostatitis, Hämorrhoiden.

Sitzhaltung. Den linken Laogong (Abb. 20) gegen den Nabel pressen, den rechten Laogong auf den linken Wailaogong (am Handrücken gegenüber dem Laogong) legen (Abb. 271). Einatmen und den Unterbauch einziehen. Sich vorstellen, daß der Unterbauch an den Mingmen (Abb. 57) preßt. Den After nach innen ziehen. Beim Ausatmen drängt der Mingmen den Nabel wieder nach außen. Diese Übung 108mal wiederholen und dann zur Eingangsform zurückkehren (Abb. 272).

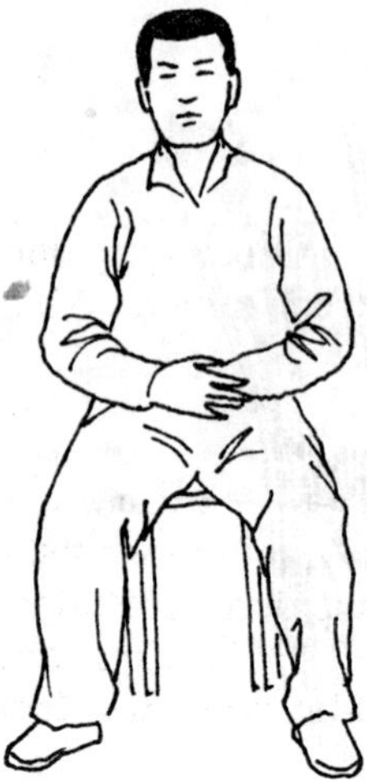

Abb. 271

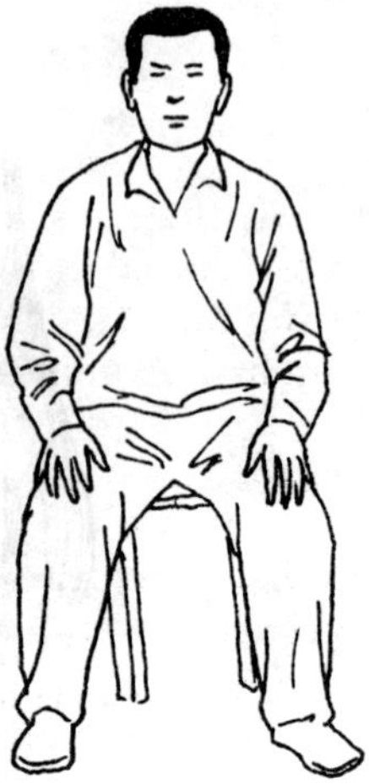

Abb. 272

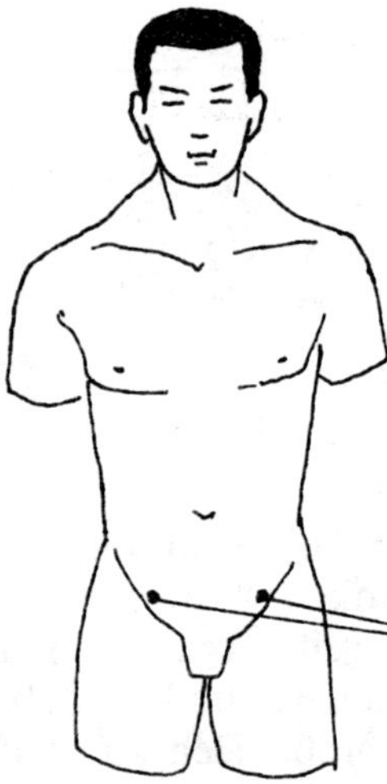

Abb. 273

10. Leiten von Qi im Huiyin

Indikation: Ekzem am Hodensack.

Natürlich stehen, die Beine auseinander. Mit der linken Hand die Hoden halten und mit der rechten Hand die Unterseite der Hoden 64mal hin und her reiben. Diese Übung jeden Morgen und Abend machen.

11. Sich auf die Punkte Chongmen konzentrieren

Indikationen: Hernie und Schwierigkeiten beim Urinieren.

Stehende Haltung 2. Den Körper entspannen und die Gedanken auf die Chongmen (sie liegen jeweils am oberen Rand des äußeren Endes der Leiste und der Außenseite des Arteria femoralis, Abb. 273) konzentrieren. Diese Übung jeden Morgen und Abend 20

Minuten machen.

12. Den Haarwirbel reiben

Indikation: Analprolaps beim Kind.

Mit dem Zeigefinger zunächst 36mal im Uhrzeigersinn und dann 36mal in die Gegenrichtung den Haarwirbel reiben (Abb. 274). Diese Übung jeden Tag mehrmals machen.

13. Den Punkt Ezhong drücken

Indikationen: Sinusitis frontalis, Gesichtsnervenentzündung.

Sitzhaltung. Den Körper entspannen und mit dem Mittelfinger jeden Morgen und Abend den Ezhong (auf der Mittellinie der Stirn, im unteren Drittel zwischen den Augenbrauen und dem Haaransatz, Abb. 275) 108mal drücken.

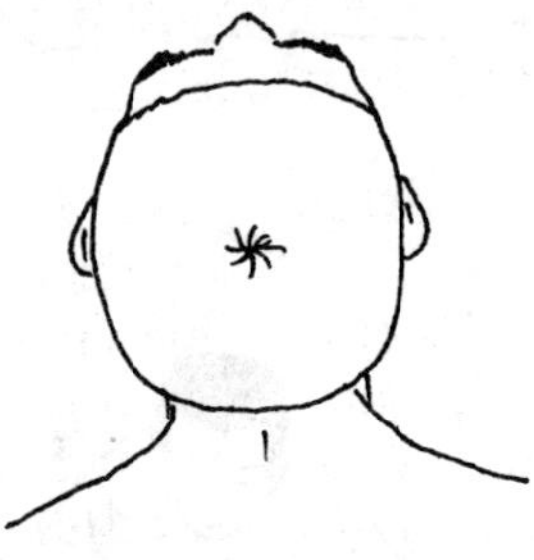

Abb. 274

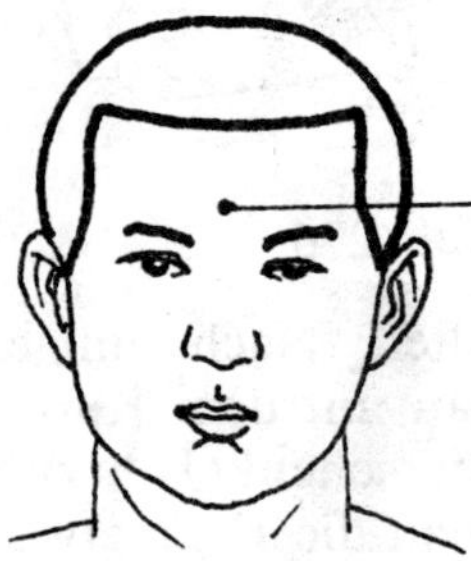

Abb. 275

Kapitel XIII Gesundheitspflege

1. Kopf senken bis zur Bodenberührung

Indikationen: Die Haare frisch und gesund halten.

Auf einem harten Bett sitzen, den Körper aufrecht halten und entspannen, Beine strecken und Hände auf die Knie pressen (Abb. 276). Sich nach vorn neigen und den Kopf möglichst weit den Unterschenkeln nähern (Abb. 277). Die Neigung möglichst lang halten. Nach einigem Training kann man mit dem Kopf ohne Mühe die Unterschenkel berühren. Dann trennt man die Füße etwa 33 cm voneinander, drückt die Hände auf die Unterschenkel und neigt sich so tief, bis der Kopf das Bett berührt (Abb. 278). Dies 24mal wiederholen.

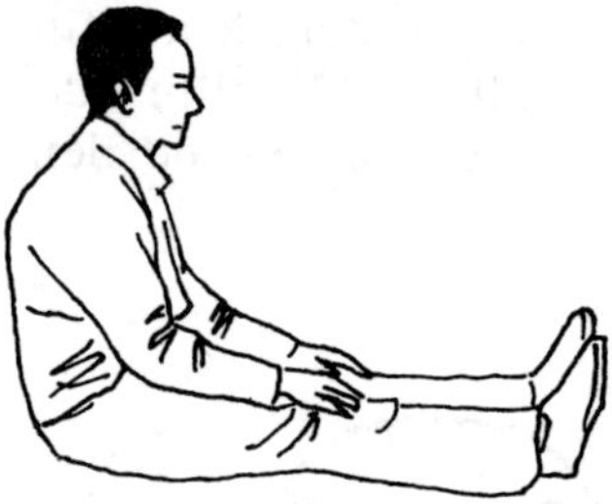

Abb. 276

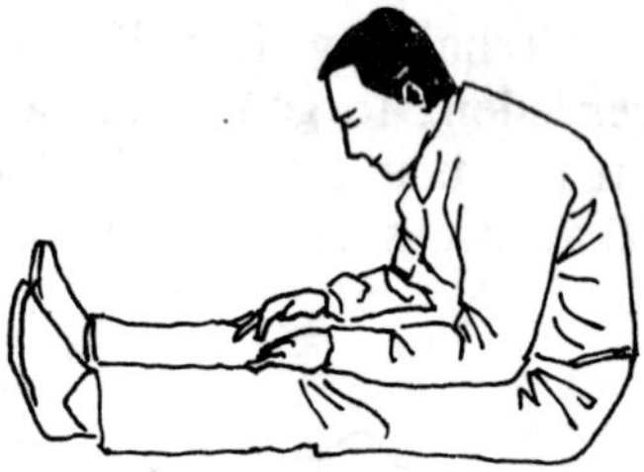

Abb. 277

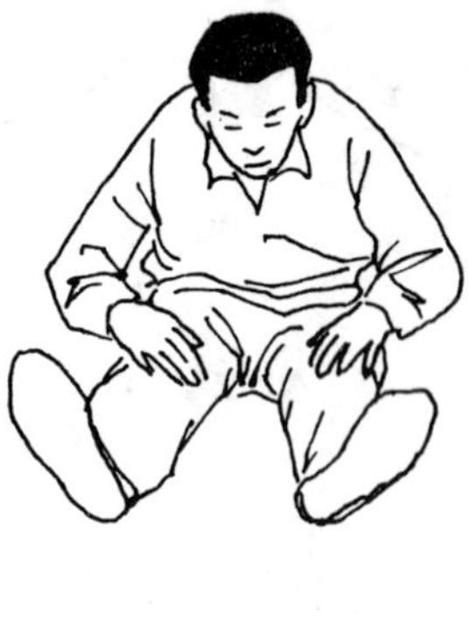

Abb. 278

2. Sich kämmen und Akupunkturpunkte drücken

Indikation: Haarausfall.

Stehende haltung 2. Geradeaus sehen, Schultern entspannen und Arme hängen lassen. Die Arme ausbreiten und eine bogenförmige Bewegung nach vorn machen. Die Hände falten und die Laogong (Abb. 20) leicht gegeneinander pressen. Die Gedanken fünf Minuten auf die Handflächen konzentrieren (Abb. 279).

Sich mit den Händen 108mal kämmen. Am besten kämmt man sich soweit, bis die Kopfhaut leicht schmerzt (Abb. 280). Dann drückt man mit beiden Zeigefingern insgesamt 36mal den Akupunkt Baihui (Abb. 33).

Nun mit beiden Händen die Akupunkte Fengchi (im Nacken, unterhalb des Okzipitalknochens in der Mulde zwischen dem Musculus sternocleidomastoideus und dem oberen Teil des Kappenmuskels, Abb. 10) 36mal auf und ab reiben (Abb. 281).

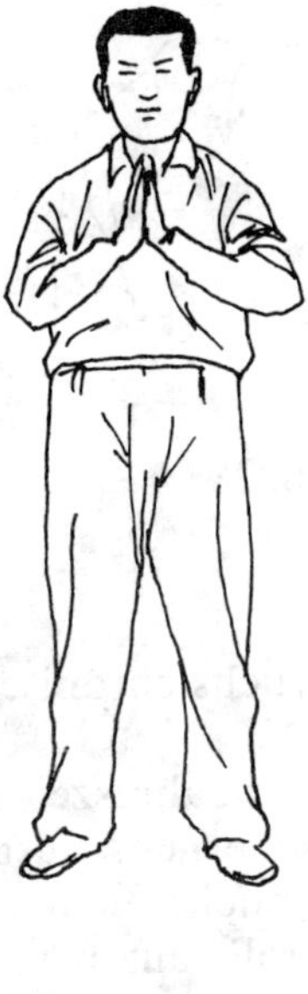

Abb. 279

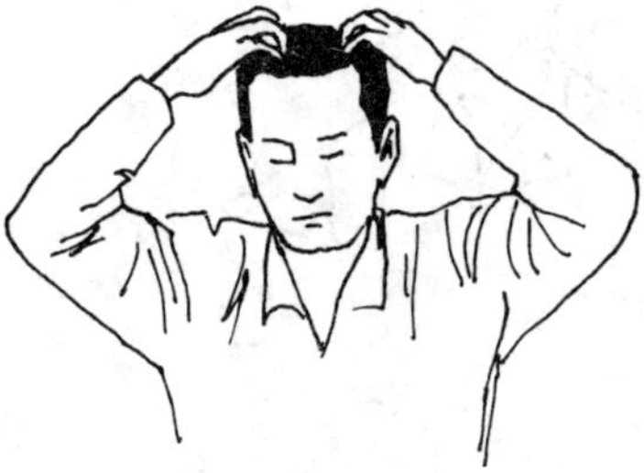

Abb. 280

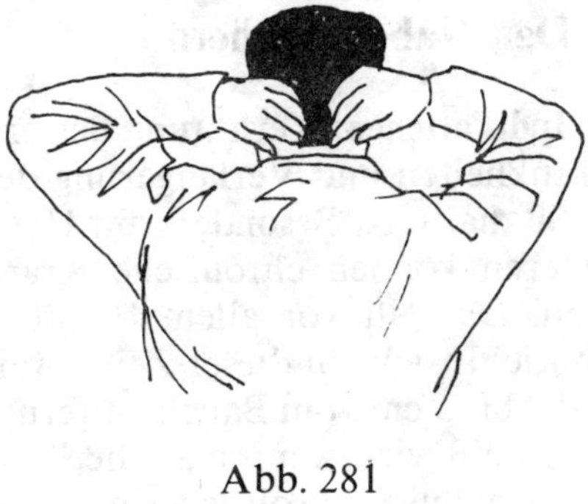

Abb. 281

3. Zähne massieren

Indikationen: Paradentitis, Festigung der Zähne bei alten Menschen.

Hände waschen und mit dem linken und dem rechten Zeigefinger das Zahnfleisch der rechten Gebißhälfte und das der linken Hälfte jeweils 36mal massieren (Abb. 282 und 283), jeden Morgen und Abend einmal. Anfangs kann man mit etwas Salz das Zahnfleisch leicht massieren und danach mit sauberem Wasser gurgeln. Wenn das Zahnfleisch nach der Massage nicht blutet, braucht man kein Salz mehr zu nehmen.

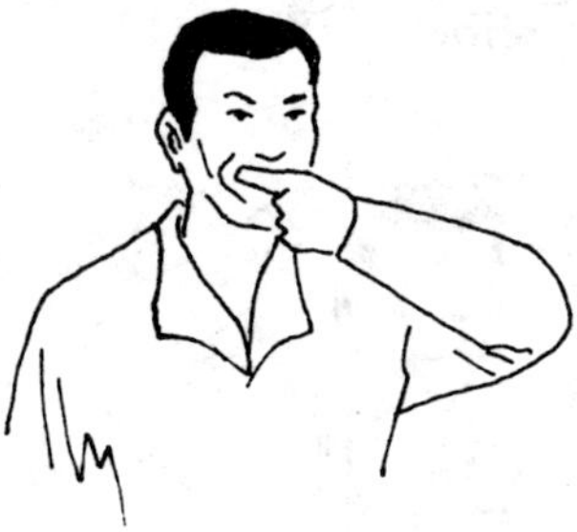

Abb. 282

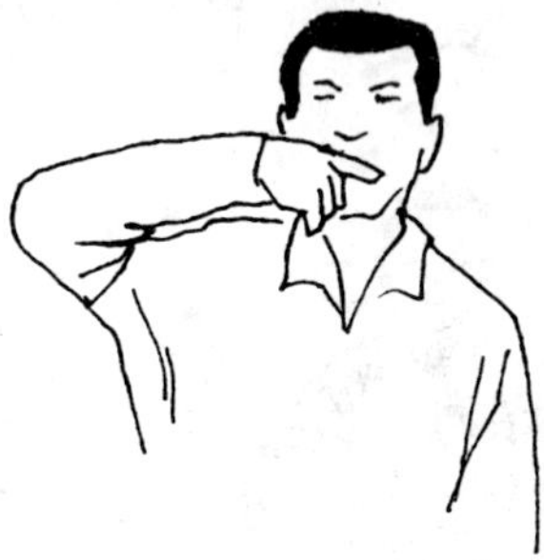

Abb. 283

4. Den Nabel räuchern

Indikationen: Verhütung des erneuten Ausbruchs chronischer Krankheiten und Verlängerung des Lebens.

Sitzhaltung. Besonders am Übergang von einer Jahreszeit zur anderen können chronische Krankheiten leicht erneut ausbrechen. Das gilt vor allem für alte und schwächliche Leute. Es empfiehlt sich, zu dieser Zeit jeweils eine Moxarolle anzuzünden und 3 bis 5 cm vom Bauch entfernt den Nabel zu räuchern. Wenn es zu heiß wird, kann man die Rolle etwas weiter entfernt halten. Die Moxibustion soll jedesmal 20 Minuten dauern (Abb. 284).

5. Zur Harmonie kommen

Indikationen: Regulierung des Gleichgewichts zwischen *Yin* und *Yang* und Förderung des Stoffwechsels.

Stehende Haltung 2. Den Körper natürlich entspannen, Augen leicht schließen und Hände falten (Abb. 285). Die Gedanken zuerst auf den Zhongdantian konzentrieren, dann auf den Danzhong, den linken Jianjing, den linken Quchi, den linken Wailaogong, die Spitze des linken Mittelfingers, den linken Laogong, dann auf den rechten Laogong, die Spitze des rechten Mittelfingers, den rechten Wailaogong, den rechten Quchi, den rechten Jianjing, den Danzhong und schließlich wieder auf den Zhongdantian (Abb. 286). Die ganze Übung dreimal wiederholen.

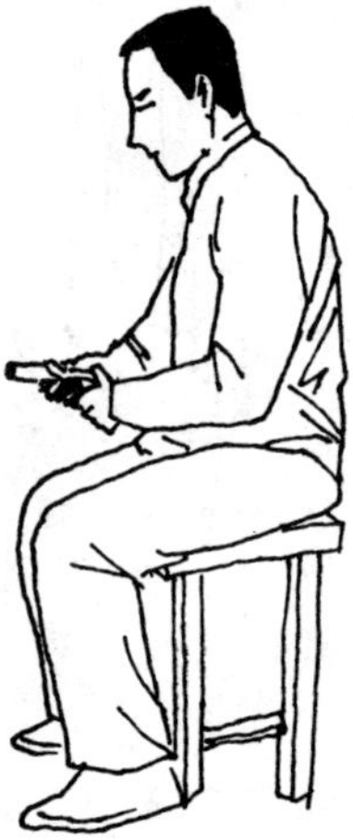

Abb. 284

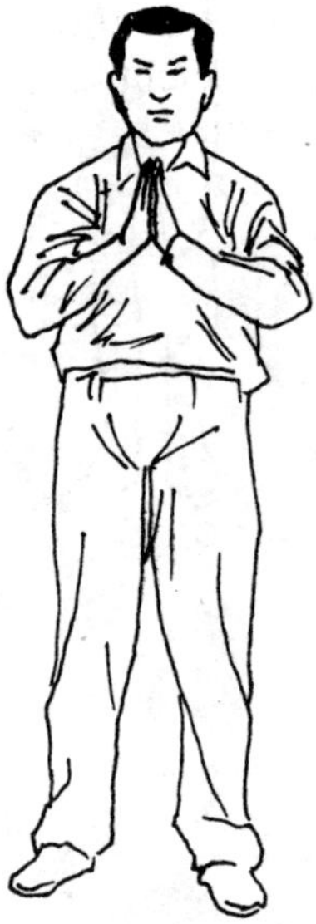

Abb. 285

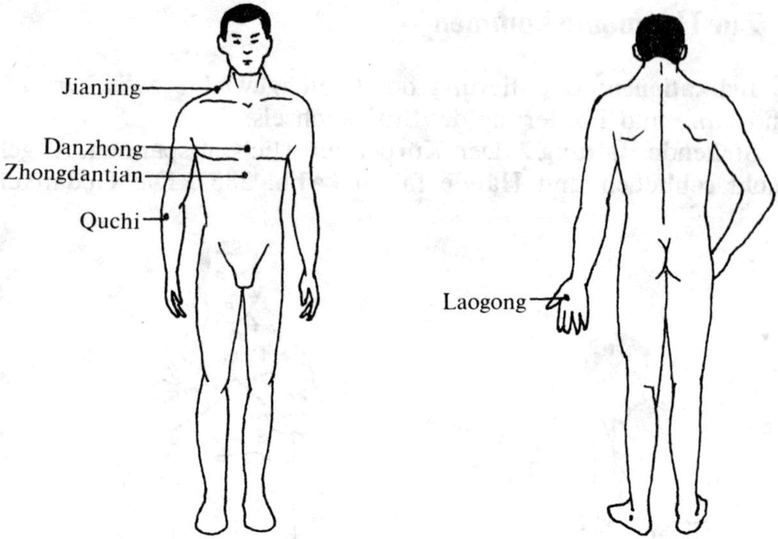

Abb. 286

Inhalt

图书在版编目(CIP)数据
常见病自己治:德文/李和生编著. —北京:
外文出版社，1998
ISBN 7-119-02063-3
Ⅰ.常… Ⅱ.李… Ⅲ.常见病-疗法-普及读物-德文
Ⅳ.R45-49
中国版本图书馆 CIP 数据核字 (97) 第 10125 号

责任编辑　杨春燕
封面设计　朱振安
插图绘制　程星涛

常见病自己治
李和生　编著
*

外文出版社出版
(中国北京百万庄大街 24 号)
邮政编码 100037
北京外文印刷厂印刷
中国国际图书贸易总公司发行
(中国北京车公庄西路 35 号)
北京邮政信箱第 399 号　邮政编码 100044
1998 年(大 32 开)第 1 版
1998 年第 1 版第 1 次印刷
(德)
ISBN 7-119-02063-3 /R·160(外)
02480(平)
14-G-3212P